Sabersky
Diät!
99 verblüffende Tatsachen

Die Autorin

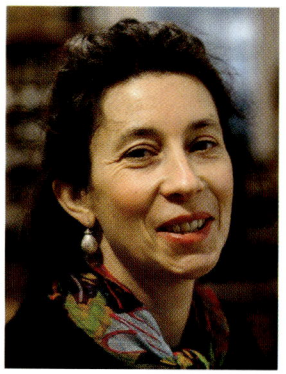

Annette Sabersky hat als Ernährungswissenschaftlerin nicht nur beruflich mit dem Thema Diät und Abnehmen zu tun. Auch im Freundeskreis sind Diäten immer wieder ein angesagtes und heiß diskutiertes Thema. Grund genug für die Journalistin und Buchautorin, das Thema Diät mal von einer ganz anderen Seite anzugehen. Annette Sabersky arbeitet und lebt mit ihrer Familie in Hamburg. Übrigens: Eine Diät hat sie noch nie gemacht. Sie isst sich lieber satt.

Annette Sabersky

Diät!

99 verblüffende Tatsachen

Fakten statt Mythen

- Das Diät-Drama und seine Akteure durchschauen

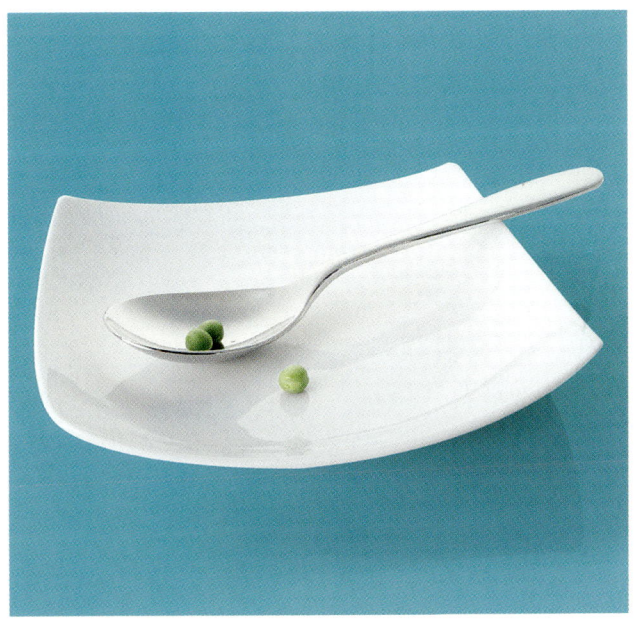

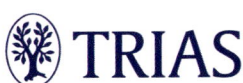

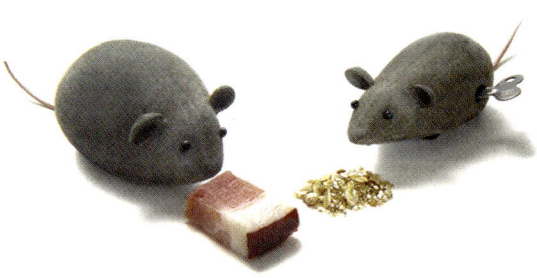

Wahrheit und Wissenschaft

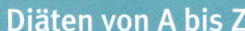

Diäten von A bis Z

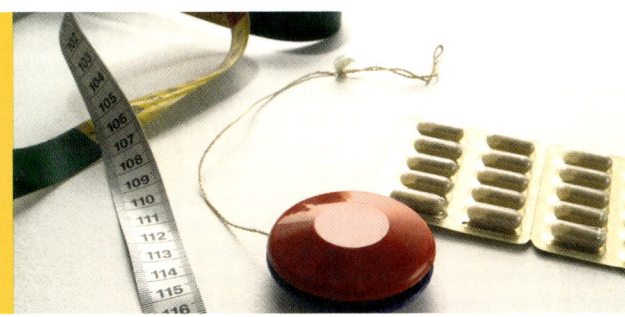

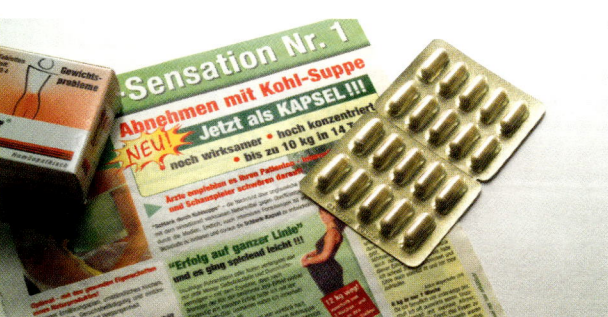

Schlankheitsmittel

Nepp mit Light-Produkten

Abnehm-Wahrheiten

Das musste mal gesagt werden!

»Als ich behauptete, ich würde 43 Kilo abnehmen, lachten mich meine Kolleginnen nur aus und heute beneiden mich alle um meine neue Figur!« Anna hat es geschafft. In nur zwei Monaten hat sie ihren Umfang um fast 50 Prozent reduziert. Und macht darum Werbung für ein Schlankheitsmittel, das im Internet heftig beworben wird. Sie habe zusehen können, wie sich ihre »unförmige Körpermasse nach und nach in die Figur verwandelte, von der ich schon lange geträumt hatte«. Und nicht nur das: »Ich hatte einen attraktiven, flachen Bauch, keine Orangenhaut mehr, dafür schöne, glatte und straffe Beine.« Natürlich konnte Anna unter der Diät weiteressen wie bisher. Selbst den Schokoladenkuchen am Geburtstag ihrer Tochter hat sie sich schmecken lassen.

Wow. Ein Traum scheint wahr zu werden. Einfach die Abnehmpille einwerfen, weitermachen wie bislang – und schon purzeln die Pfunde. Wirklich sensationell. Dabei ist schon klar, dass solche erklärten Super-ruck-zuck-Turbo-Abnehmerfolge erstunken und erlogen sind. Mal abgesehen davon dass, wenn denn überhaupt ein paar Kilos purzeln, erst einmal nur Wasser den Bach herunterfließt. Ans Eingemachte geht es erst mit der Zeit. Auf Dauer halten lässt sich das Gewicht auch nicht ohne Weiteres, da muss schon etwas mehr am Lebensstil geschraubt werden. Dennoch klingt's traumhaft, was Anna erzählt. Und man und vor allem Frau wird doch ein bisschen träumen dürfen? Und wenn auch noch ein ernsthafter Herr im weißen Kittel, hier »Dr. Hoffbauer, Laborleiter und Spezialist für Gewichtsabnahme«, Pate steht für das Präparat, dann ist vielleicht doch etwas dran an der Pille für die schlanke Linie in Turbozeit?

Tatsache ist: Millionen von Frauen und Männern fallen jedes Jahr auf Crash-Diäten und solche Mittel herein, die Anna bewirbt. Fast 100 Millionen Euro Umsatz wurden mit Schlankheitspräparaten im Jahr 2006 gemacht. Auch wenn Biokost und vegetarisches Essen in aller Munde sind, viel von Wohlfühlgewicht und Ich-bin-wie-ich-bin die Rede ist, so ganz kann sich scheinbar keine Frau der Abnehmfrage entziehen: 93 Prozent der Frauen und 90 Prozent der Männer kontrollieren ständig ihr Gewicht, ergab eine Umfrage der GfK-Marktforschung im Auftrag der »Apotheken-Umschau«.

Angeheizt wird das Abnehmfieber vom subtilen wie alltäglichen Diätgeplänkel, sei es via Werbung, die fast nur ranke, schlanke Models zeigt, oder die alljährlich mehrmals wiederkehrenden Abnehmkuren nach Weihnachten und zur Bikini-Saison in den Frauenmagazinen oder auch in »Bild«. Schon morgens im Kindergarten erfährt Frau beim Müttertalk, wer in den nächsten drei Stunden ins Fitnessstudio geht – oder in den Diätclub. Im Fernsehen häufen sich Casting-Shows, in denen Deutschlands schönstes Model gesucht wird. Die Vorgabe ist klar: Wer es wagt, bei einer Körpergröße von 1,74 mehr als 50 Kilogramm zu wiegen, fliegt raus. »Wir brauchen coole Kleiderständer«, bringt es der Modelcoach Torsten Ampft auf den Punkt.

Ja, sind wir denn blöd, dass wir uns einreden lassen, wir müssten unbedingt etwas tun gegen ein paar Kilos zu viel auf den Hüften? Der Verbraucherminister verabschiedete kürzlich sogar einen Aktionsplan »Fit statt fett« – und heizte damit das allgemeine Wir-sind-zu-dick-Feuer weiter an. 20 Prozent der dicken Bevölkerung will seine Kollegin Ulla Schmidt bis zum Jahr 2020 abgespeckt sehen. Im Gespräch sind eine Rubenssteuer für Fettmacherlebensmittel oder auch höhere Kassenbeiträge für Dicke, schließlich werden die Folgekosten des Übergewichts auf 70 Milliarden Euro geschätzt. In der »Welt«

forderte eine Leserin ernsthaft einen um 20 Prozent höheren Kassenbeitrag für sehr dicke Menschen. »Ganz wichtig ist, dass diese Maßnahme auch in einkommensschwachen Schichten und von Hartz-IV-Empfängern konsequent durchgesetzt wird«. Zynischer geht's nicht. Denn bekannt ist auch, dass es Arbeitslosen meist gar nicht möglich ist, ihre Kinder überhaupt satt zu bekommen.

Ein britischer Professor trieb die Dicken-Diskussion kürzlich auf die Spitze. Er sagte: »Die Dicken sind mitverantwortlich für den Klimakollaps.« Weil sie mehr schwitzen und darum die Klimaanlage eher anstellen, weil sie bequemer sind und darum öfters das Auto nehmen, die Rolltreppe benutzen oder mit dem Fahrstuhl fahren. Aber natürlich auch, weil sie mehr essen – und die Erzeugung von Lebensmitteln kostet bekanntlich viel Energie, die die CO_2-Bilanz verschlechtert, egal ob Bio oder nicht.

Dieses Buch will zum Nachdenken anregen. Darüber, ob wir wirklich den Wunsch haben, abzunehmen oder weil es die Umwelt so will. Darüber, ob es den Stress Wert ist, sich jede Kalorie zu verkneifen, wenn Essstörungen oder noch mehr Kilos auf den Hüften die Folge sein können. Darüber, ob wir bereit sind, den Genuss und die Freude am guten Essen aufzugeben, nur um etwas weniger auf die Waage zu bringen. Das Buch will auch informieren: über den Schwindel mit dem Schlanksein-Geschäft, den Schmu mit den Vorher-nachher-Bildern und den krankmachenden Folgen mancher Abnehmpillen.

Aber es ist ja leider so: Beim Thema Abnehmen setzt der Verstand irgendwie aus. Nicht nur übergewichtige, vor allem schlanke Frauen wollen wider besseres Wissen abnehmen. Kaum jemand hat heute noch ein normales Essverhalten. »Entweder du bist unglücklich, weil du dich zu dick findest, oder du bist unglücklich, weil du gerade schlank bist, aber nicht weißt, ob du dein Gewicht halten kannst«, formulierte es die Journalistin Ildikó von Kürthy einmal treffend in »Brigitte«.

Darum wendet sich dieses Buch nicht an abnehmwütige Frauen in der heißen Diät-Phase (sie sind vermutlich gerade nicht ansprechbar), sondern an alle, die schon ins Grübeln geraten sind. Oder auch an diejenigen, die noch ein paar gute Argumente brauchen, um ihrer diätenden Freundin ein wenig auf die Sprünge zu helfen, Schluss mit dem Gewichtszirkus zu machen. Denn es ist ja so: Wenn ein Mann sagt, wir seien gerade richtig so, wie wir sind, dann glauben wir es sowieso nicht. Wenn uns dies eine Freundin steckt, sind wir eher bereit, es anzunehmen.

Annette Sabersky

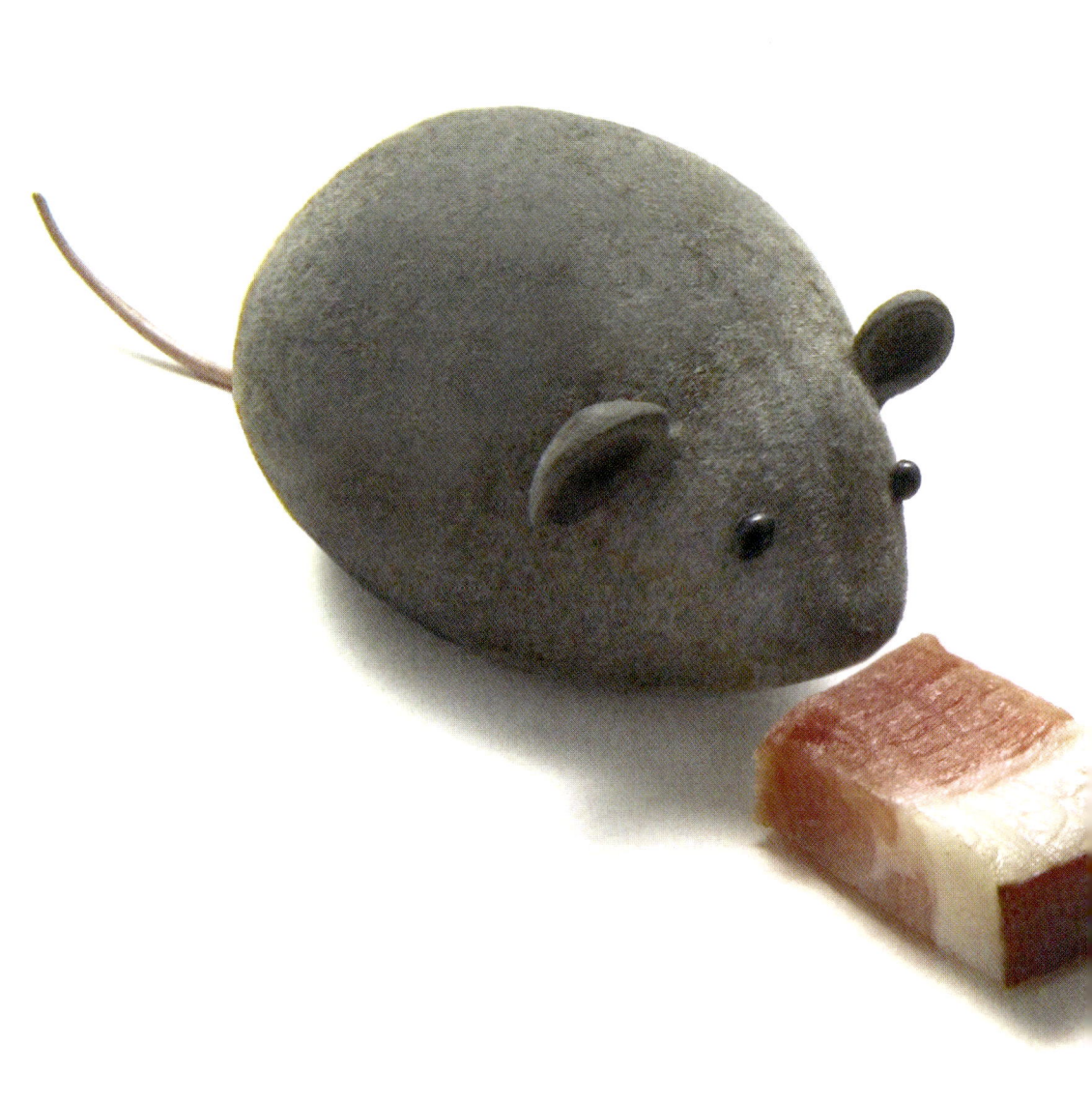

Wahrheit und Wissenschaft

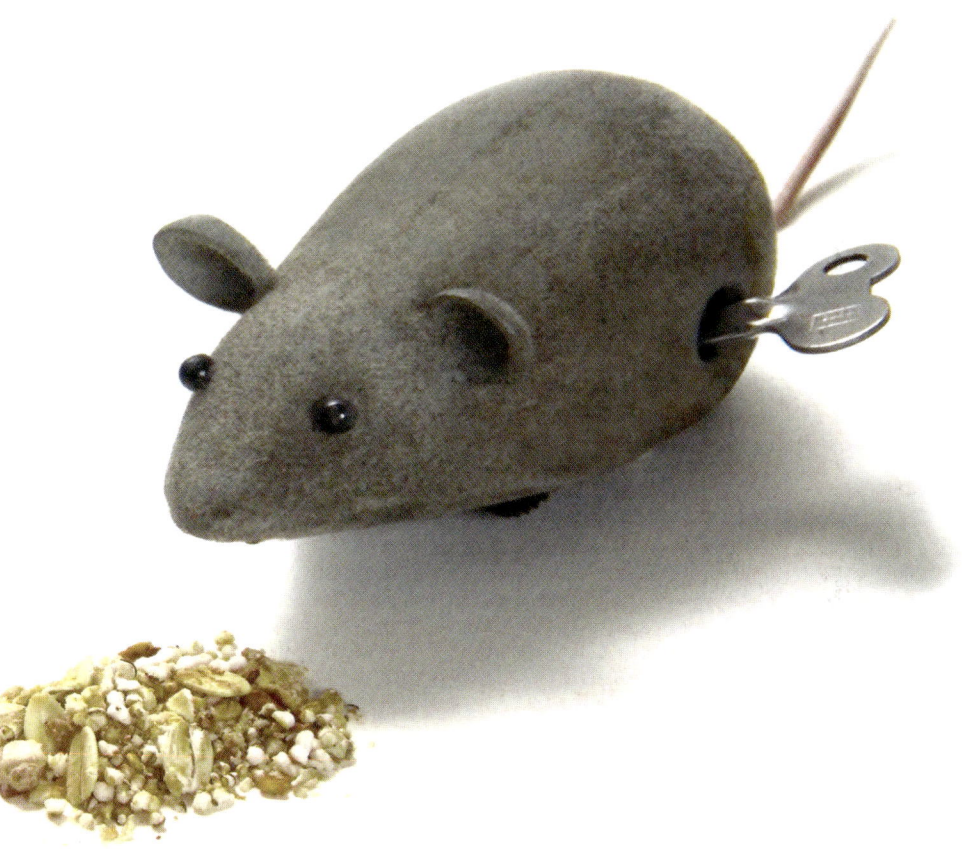

Warum Dicke länger leben und Diäten auch krank machen

Vieles, was an Wissen über Diäten und Abnehmen kursiert, hält einer genaueren Betrachtung nicht stand. Da wird immer noch behauptet, dass dünne Menschen gesünder sind als dicke, an allem die Gene schuld sind, der sogenannte Bodymass-Index das Maß aller Dinge ist und Fett fett macht.

Viele Übergewichtige werden dadurch verunsichert und versagen sich jede Erbse auf dem Teller (weil sie Stärke enthält), Dünne kasteien sich Tag für Tag, um nur ja kein Pfund zu viel mit sich herumzutragen. Sogar Jugendliche, die gewichtsmäßig an sich genau richtig sind, halten sich für zu dick. Die wenigsten haben heute noch ein Gespür dafür, was »normal« ist und was schon in Richtung einer Essstörung geht. Wenig hilfreich sind da Appelle wie die der Regierung unter dem Motto: »Fit statt fett«. Denn sie heizt den Diätwahn weiter an.

Deutsche sind nicht die dicksten in Europa

»Deutsche haben in Moppel-Liga den Bauch vorn«, vermeldete der »Spiegel« kürzlich. Die Erkenntnis hatte das Hamburger Nachrichtenmagazin aus einer Studie der Internationalen Gesellschaft für das Studium von Übergewicht (IASO) abgeleitet. Die besagt: 75 Prozent der deutschen Männer und 59 Prozent der Frauen sind übergewichtig oder gar adipös, also sehr dick. Europaweit gesehen sind sie damit die dickste Nation. Nur: Das stimmt so nicht. Das entgegnet jedenfalls das Berliner Robert-Koch-Institut (RKI), das sich ständig mit der Leibesfülle der Deutschen beschäftigt. Bei der Auswertung hatten die IASOler nur einen Ausschnitt der erwachsenen Bevölkerung berücksichtigt, und zwar die 25- bis 69-Jährigen. Und die sind tatsächlich oftmals sehr dick. Doch die Daten schlankerer jüngerer Menschen unter 25 Jahren, die das Ergebnis hätten ein wenig glätten können, hatte man überhaupt nicht in die Bewertung einfließen lassen – warum auch immer, denn Daten dazu gibt es beim RKI schon!

Die wirklich Dicken werden immer dicker

Da wird also eine ganze Nation verunglimpft, nur weil wichtige Daten einfach ausgeblendet werden. Und noch etwas ist faul: die Messmethoden, mit denen in den einzelnen Ländern die Daten erfasst wurden. Denn sie waren sehr unterschiedlich. Mal wurden Menschen gewogen und vermessen, mal wurden Sie nach ihrem aktuellen Gewicht am Telefon oder per Fragebogen gefragt.

Dass bei Fragebogenaktionen und telefonischen Interviews auch geschummelt wird, ist menschlich. Der Wirbel, den verschiedene Interessengruppen um das Dicksein machen, werde den Tatsachen nicht ganz gerecht, betont Gert Mensink vom Robert-Koch-Institut in Berlin. Fakt sei: Der Anteil an Menschen mit Übergewicht sei in den letzten 20 Jahren in etwa gleich geblieben. Deutlich zugenommen habe jedoch die Zahl der Adipösen, also der sehr Dicken, so Mensink im »Bundesgesundheitsblatt«. Die Deutschen verfetten also nicht kollektiv, wie man täglich in den Medien hört und liest. Es gibt heute aber mehr sehr dicke Leute als früher.

 ## Die Industrie verdient kräftig am Dicksein und Schlankwerden

Adipositas und seine gesundheitlichen Folgen sollen ja nicht bagatellisiert werden. Wer einen Bodymass-Index (BMI, Seite 21) von 35 und höher hat, dem sollte geholfen werden. Aber stimmen müssen die Fakten schon, auf die sich alle beziehen. Warum liest man nirgendwo, dass die Deutschen in der Moppelliga nicht die Nase vorn haben, sondern die Tschechen, Griechen, die Menschen auf Zypern und Malta. Die Deutschen belegen nach den aktuellen Daten des RKI, in die auch Personen ab 18 Jahren aufwärts berücksichtigt werden, Platz 5. Danach sind 67 Prozent der Männer und 54 Prozent der Frauen zu dick. Die IASO hatte behauptet, es hätten 75 Prozent der Männer und 59 Prozent der Damen zu viele Kilos auf den Rippen.

Doch darüber spricht man nicht. Weil inzwischen eine Vielzahl von Interessengruppen am Dicksein verdient. Es ist ja auch wirklich prima. Der eine Industriezweig macht die Menschen dick, mit Softdrinks, Hamburgern und Pommes. Die andere wieder schlank: mit Light-Limo, abgespeckter Wurst, Fitmacherkost und Schlankheitspillen.

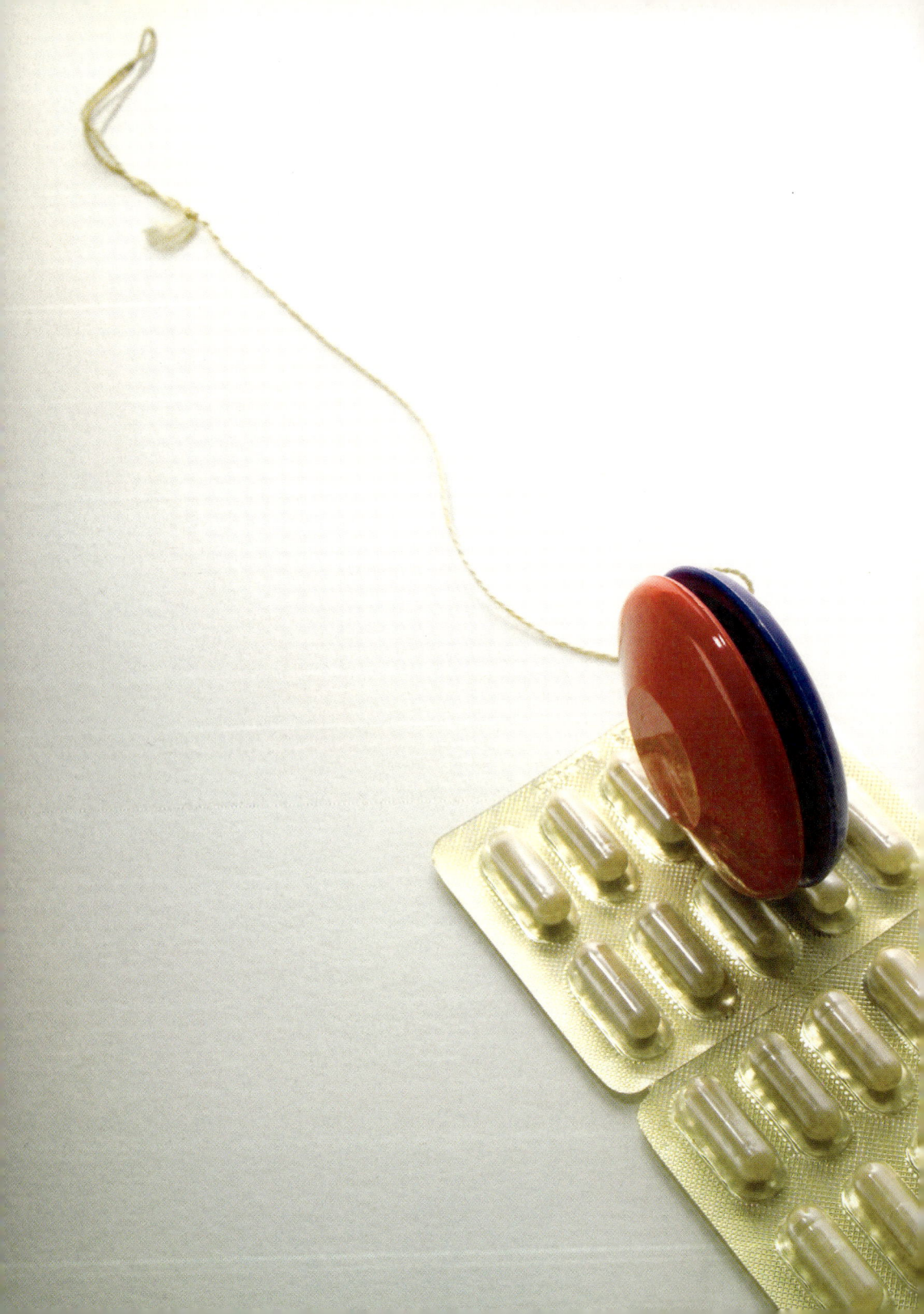

Und wenn das Gewicht dann wieder wie ein Jojo hoch geht (Seite 53), was meist nicht ausbleibt, dann ist wieder die Verschlankungsindustrie dran oder – wenn der große Frust zuschlägt, auch die Dickmacherbranche.

Dazu gibt es jede Menge Schlankheitsinstitute, die Abnehmbereiten mit Fastenkuren, Semmelkauen und 900-Kalorien-Diäten auf die Sprünge helfen wollen. Und nicht zu vergessen die Schönheitskliniken, die Fett absaugen, Mägen verkleinern oder Ballons einpflanzen und damit ein Riesengeld verdienen. Bleiben wir doch einmal auf dem Boden. Viele dicke Menschen sind gar nicht sooo unglücklich mit ihrem Gewicht. In einer aktuellen Studie der Allianz-Versicherung sagten nur 30 Prozent der Frauen und Männer aus, dass sie sich zu dick finden. Der Rest findet sich nämlich genau richtig – trotz überflüssiger Pfunde.

Der tägliche Schlankheitsterror verzerrt die Wahrnehmung fürs Gewicht

Dennoch wird landauf, landab suggeriert, nur ein schlankes Leben sei ein gutes Leben. Die heile Rama®-Familie wird selbstverständlich von schlanken Eltern und leichtgewichtigen Kindern präsentiert. Ebenso die fröhlichen Maggi®-Fix-Esser, die Nudeln und Hackfleisch mit Sauce aus der Tüte in sich hineinschaufeln – und natürlich rank und schlank sind. Auch »Alice«, die Dame, die sexy für einen privaten Telefonanbieter wirbt, ist dünn, erotisch und etwas exotisch. Und natürlich sämtliche superschlanken Models mit einem Bodymass-Index von 18, die die aktuelle Frühjahrsmode vorstellen, auch wenn es die für Größe 42 ist. Das führt zweifelsohne in die Irre: »Viele Frauen haben die realistische Wahrnehmung ihres eigenen Körpers und die Zufriedenheit mit der Figur verlernt«, sagt der Jenaer Psychologieprofessor Bernhard Strauß. Dünn zu sein sei heute etwas total Normales, ja Erstrebenswertes, denn es steht für Fitness und Vitalität. »Wir nehmen sehr schlanke, teils schon krankhafte Figuren gar nicht mehr wahr«, gibt Claudia Müller vom Frankfurter Zentrum für Essstörungen in Frankfurt zudem zu bedenken. Aber da müssten doch die Alarmglocken schrillen. Dünne, teils schon anorektische, Körper sind der Maßstab für das, was als normal angesehen wird und nicht der normal proportionierte Körper, der irgendwo zwischen dünn und dick angesiedelt ist. Ein löbliches Beispiel ist derzeit nur die Dove®-Werbung, die Frauen jeglichen Alters in all ihren Formen zeigt.

Schon Kinder und Jugendliche sind im Diätwahn

Gerade sehr junge Frauen und zunehmend auch Männer haben den realistischen Blick für die eigene Figur verloren. Und es beginnt immer früher. Jedes zweite Mädchen zwischen elf und 13 Jahren hat schon einmal eine Diät gemacht, fand Psychologieprofessor Strauß heraus. 42 Prozent der Befragten schätzten sich gar als übergewichtig ein. Tatsächlich zu viel wogen aber nur acht Prozent. 33 Prozent der Befragten waren sogar untergewichtig. Doch nur sechs Prozent fanden sich selbst zu dünn.

Ähnliches ergab eine weitere Studie der Universität Jena unter 369 Gymnasiasten und 367 Studenten: 32 Prozent der Befragten wurden als untergewichtig eingestuft. So empfunden hatten sie es jedoch nicht. Das Gefühl dafür, was normal ist und was schon an die Grenze des Krankhaften reicht, ist vielen komplett abhanden gekommen. Das ist absurd und auch gefährlich und setzt Frauen unangemessen unter Strom, sodass sie schon früh auf jede Kalorie achten.

 ## Eltern bringen ihren Kindern das Kalorienzählen bei

Doch schlank = schön, diese Devise verkaufen nicht nur Models, Medien und Stars. Auch die Eltern, und hier nicht nur die Mütter, sondern zunehmend auch Väter (die mit Waschbrettbauch) reiten auf der Fitnesswelle. Sie diskutieren am Abendbrottisch mit dem Nachwuchs über fettarme Wurst und Dickmacherpizza und morgens über Corn Flakes light. Es ist ja nicht von Nachteil, wenn Kinder von klein auf lernen, dass das Essen nicht nur aus Burgern, Nutellabrot und Chicken-Nuggets besteht, sondern dass Fisch, Kartoffeln mit Quark und Reis mit Gemüse besonders lecker sind.

Doch der gesunde Lebensstil muss auch vorgelebt werden. Sonst passiert das, was gerade in gut situierten Familien keine Seltenheit ist: Der Blick ist beim Essen auf die Kalorienzahl verdichtet. Schon achtjährige Jungen und Mädchen sagen auf die Frage: »Willst du ein Eis? Danke nein, das macht dick«. Ist das normal? Nein, das ist es nicht. Hier werden von klein auf Minimodels herangezüchtet, die später massive Essprobleme bekommen werden. Der Spaß an der Freud wird ihnen von klein auf abtrainiert.

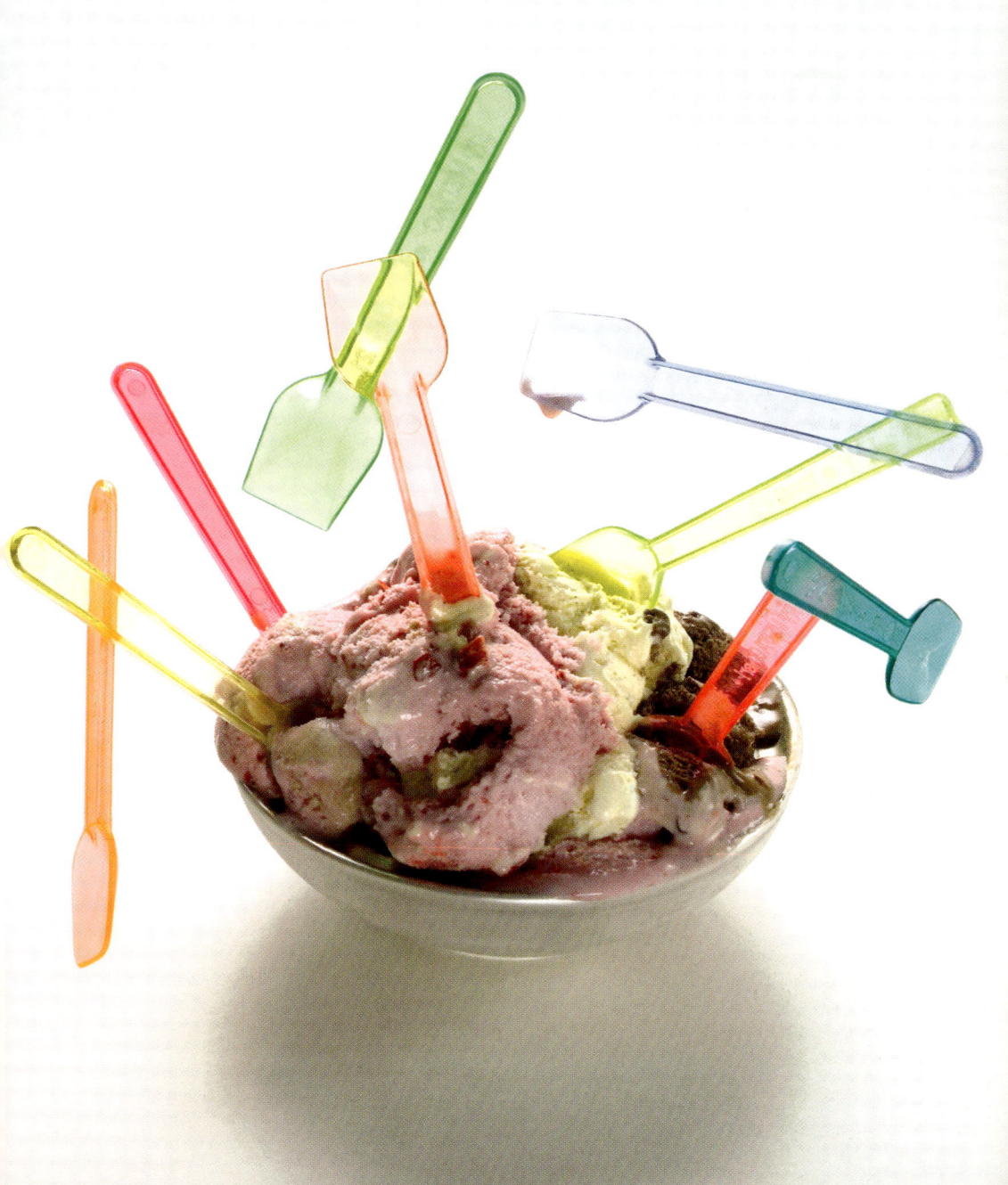

Wo Perspektiven fehlen, wird gehungert

Vor allem in sozial schwachen Familien häufen sich Essstörungen. Hier gibt es neben einem hohen Anteil an dicken Mädchen und Jungen viele Jugendliche mit ausgeprägtem Untergewicht. Wo die Aussicht auf eine Lehrstelle und einen interessanten Beruf eher mau erscheinen, wollen Jugendliche zumindest optisch etwas hermachen. Mit gravierenden Folgen: Fast 29 Prozent der Mädchen und 15 Prozent der Jungen haben Anzeichen eines gestörten Essverhaltens, so die Befragung des Robert-Koch-Instituts unter 7498 Kindern und Jugendlichen im Rahmen des »Jugend-Gesundheitssurveys«.

Vor diesem Hintergrund wirkt es fast wie ein Hohn, wenn Verbraucherschutzminister Horst Seehofer die Parole auswirft: »Fit statt fett«. Klar: Ab einer bestimmten Grenze wird das Übergewicht krankhaft und es muss etwas dagegen getan werden. Aber alle Figuren mit einer Parole in einen Topf zu werfen, ist geschmacklos, ja, sogar fahrlässig. Nach einigen Jahren der von oben verordneten kulinarischen Enthaltsamkeit könnte die Devise dann lauten: »Dick statt dünn!«, und wir legen dann alle kollektiv zu.

Industrie rechnet auf der Packungsangabe mit falschen Bezugsgrößen

Die großen Konzerne der Lebensmittelbranche entschlossen sich kürzlich dazu, auf jedem verpackten Lebensmittel anzugeben, wie viel Fett, Eiweiß, Kohlenhydrate und Kalorien in ihm stecken. Auch der Verbraucherminister fand diese Idee gut und fordert nun alle Anbieter auf, sie umzusetzen. Nach dem Motto: 1 plus 4 – sollen die Kalorien (1) plus Fett, Zucker, gesättigte Fette und Salz (4) auf der Vorderseite jeder Verpackung aufgeführt werden. Das Ganze soll europaweit umgesetzt werden.

Damit man die Angaben auch einschätzen kann, wird der Anteil des jeweiligen Nährstoffs an der täglichen Zufuhr in Bezug auf eine Portion angegeben. So erfährt man von Coca Cola® Deutschland, dass ein Glas (250 ml) des Softdrinks nur 105 Kalorien liefert und somit fünf Prozent der Tageskalorien ausmacht. Der Zuckeranteil beträgt hingegen 27 Gramm und tilgt somit schon einmal satte 29 Prozent des süßen Tagesbedarfs. Eine hübsche Idee. Nur leider: Schmu. Denn die Werte, auf die die Industrie Bezug nimmt, hat der europäische Lebensmittelverband CIAA ins Leben gerufen. Und der ist eher den Firmen denn der Gesundheit zugetan. Er sagt: 90 Gramm Zucker am Tag sind o.k. Die Weltgesundheitsorganisation WHO empfiehlt aber nur bis zu 60 Gramm. Da kann man also noch mal einige Prozent aufs Colaglas draufrechnen, um zu wissen, wie viel Zucker man sich wirklich antut.

Auch sind die angegebenen Portionen, auf die sich die Daten beziehen, unrealistisch, kritisieren die Verbraucherzentralen. Von 30 Gramm Corn Flakes zum Frühstück, das ist die Bezugsgröße für die Nährwertberechnung von Frühstücks-Knuspereien, wird wohl kein Kind, geschweige denn ein Erwachsener, satt. Das ist zwar die Menge, die auf den Verpackungen üblicherweise für das Morning-Flakes-Müsli angesetzt wird. Aber wer diese Portionsgröße schon einmal vertilgt hat, wird merken, dass der Magen damit gar nicht zufrieden ist. Er knurrt schon nach ein, zwei Stunden wieder heftig und fordert Nachschub.

9 Einfache und transparente Kennzeichnung von Lebensmitteln ist nicht erwünscht

Wenn schon Aufklärung über Eiweiß, Fett, Kohlenhydrate und Kalorien, dann sollte es ehrlich zugehen. Von der britischen Idee, Lebensmittel mithilfe der Ampelfarben Rot, Gelb und Grün zu kennzeichnen, abhängig davon, ob sie eher in die Kategorie viel Fett, viel Zucker, Kalorien oder Salz gehören, will man hierzulande überhaupt nichts wissen.

Verbraucherminister Seehofer bezeichnete sie unlängst sogar als »Verdummung«. Dabei ist die Sache mit der Ampel eine ehrliche Info ohne große Rechnerei, mit der vermutlich ohnehin die meisten überfordert sind. Von verbraucherministerieller Stelle wird lieber behauptet, dass es »keine guten und schlechten Lebensmittel gibt«. Ampel abgelehnt.

10 Der BMI ist nicht mehr das Maß aller Dinge

Doch wer beurteilt eigentlich, was gewichtsmäßig geht und was zu viel ist? Als Maßstab wird heute meist der sogenannte BMI angewendet. Das ist die Abkürzung für Bodymass-Index oder Körpermasse-Index. Er ergibt sich aus dem Körpergewicht geteilt durch die Körpergröße in Meter zum Quadrat.

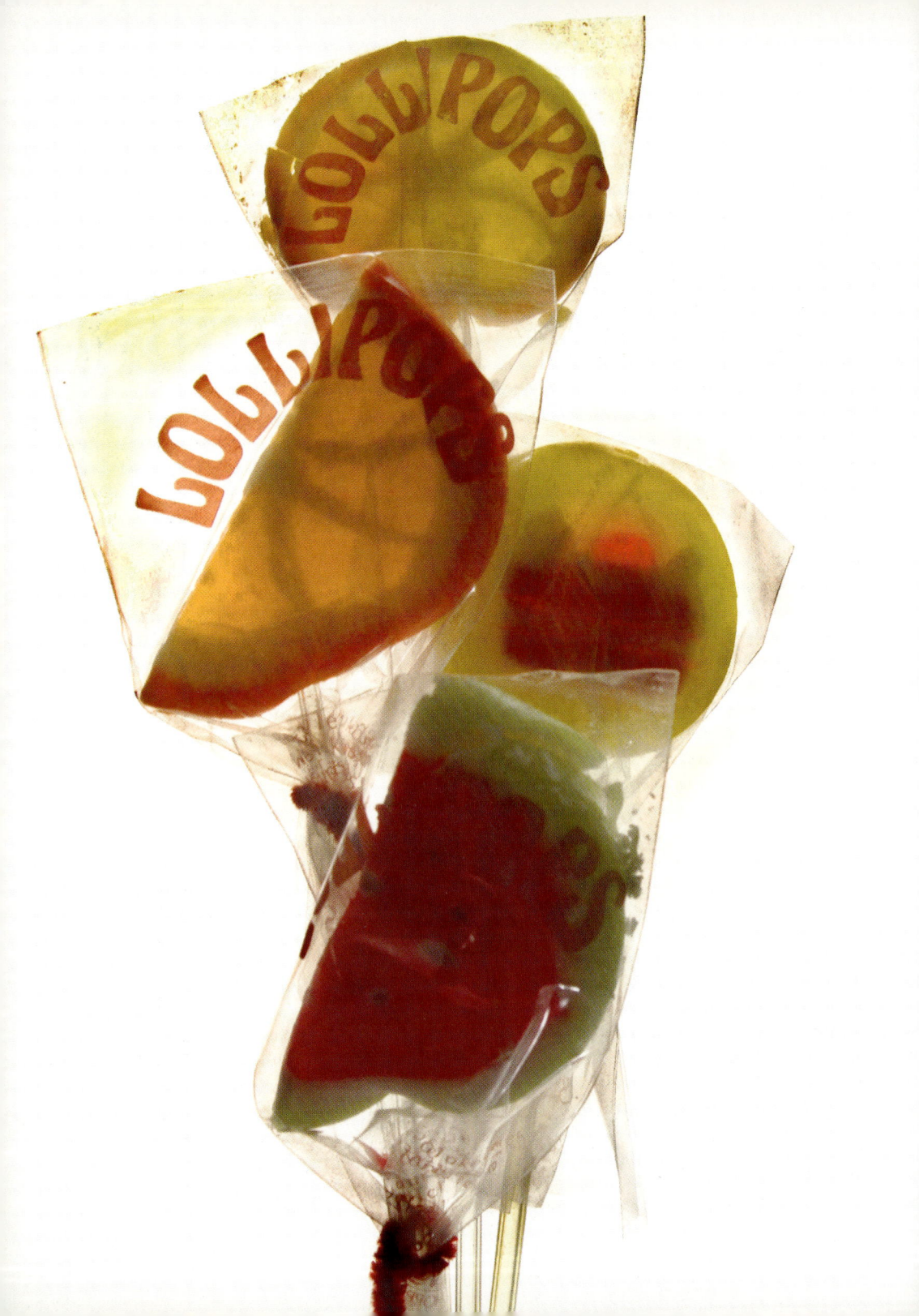

Eine Person von 78 Kilogramm und einer Größe von 1,66 Meter hat also einen BMI von 28,3. Offiziell leidet man danach schon unter Übergewicht. Denn das beginnt ab BMI 25. Würde der BMI über 30 liegen, wäre man sogar adipös, also fettsüchtig. Auch wenn der BMI eine gewisse Orientierung zur Beurteilung der Leibesfülle bietet, der Weisheit letzter Schluss ist er nicht. Über den Gesundheitszustand sagt er nämlich rein gar nichts aus.

Er zeigt nicht, ob eine Person rank und schlank ist, aber eine Essstörung hat, oder umgekehrt: wer trotz Übergewichts fit und gesund ist. Das Alter wird beim BMI auch nicht berücksichtigt, obwohl mit den Jahren oft das Gewicht leicht ansteigt, was in gewissen Grenzen akzeptabel ist. Hauptmanko aber ist, dass der BMI-Wert nicht zwischen Muskel- und Fettmasse unterscheidet. Eine 100-Kilo-Sportskanone mit ansehnlichen Muckipaketen hat automatisch einen hohen BMI, obwohl sie kaum ein Gramm Fett auf den Rippen trägt. »Wer dick, aber sportlich ist«, so die »Zeit«, »hat deutlich mehr Muskeln und weniger Fett als die berühmte Sofakartoffel«. Und gegen ein höheres Gewicht wegen der Muskeln ist nun wirklich nichts einzuwenden. Es wurde übrigens schon manchem Sportlehrer die Verbeamtung verwehrt, weil er laut BMI zu viel wog. Spätestens hier zeigt sich – es ist etwas faul am Bodymass-Index.

Es kommt drauf an, wo der Speck sitzt – Apfel- gegen Birnentyp

Es ist viel aussagekräftiger, zu gucken, wo der Speck sitzt. Heikel ist der Wohlstandsbauch, also das Fett rund um die Taille, gerne auch als Apfeltyp bezeichnet. Weil hier die Zellen besonders aktiv sind und entzündungsfördernde Stoffe abgeben, die Verkalkungen in den Gefäßen begünstigen und somit Herz-Kreislauf- und Stoffwechsel-Krankheiten Vorschub leisten. Zunehmend wird darum heute das Verhältnis von Taille zu Hüfte gemessen, die Waist-to-hip-ratio.

Messen Sie mit einem Maßband zunächst Ihre Taille, dann den Umfang Ihrer Hüfte, die beiden Messwerte werden dividiert. Also beispielsweise 70 cm geteilt durch 100 cm = 0,7 – perfekt! Der Wert liegt bei Frauen idealerweise nämlich bei 0,7 und bei Männern bei 0,9. Steigt der Wert und damit der Umfang der Taille, nimmt auch das Risiko von Arteriosklerose und Krebs zu. Wer sich also über Fettpolster an den Oberschenkeln, an der Hüfte oder am Hinterteil ärgert, hat gesundheitlich gesehen, nichts zu befürchten – denn der sogenannte Birnentyp trägt ein niedrigeres Risiko zu erkranken. Auch wenn der Speck natürlich nervt.

Also: Besser den BMI vergessen und stattdessen das Maßband anlegen. Dann erhält man eine ehrliche Antwort.

Dünne Menschen leben kürzer als Dicke und nicht umgekehrt

Differenzierung tut not, wie US-Wissenschaftler herausfanden. Das gilt auch für die Lebenserwartung. Sie werteten 40 Studien mit insgesamt 250152 Personen in Bezug auf die Frage aus, ab wann das Gewicht die Lebenserwartung beeinträchtigt. Und kamen zu dem Ergebnis: Nicht sehr dicke, sondern sehr schlanke Menschen leben kürzer. Dünne Frauen und Männer sind auch stärker gefährdet, an der koronaren Herzkrankheit zu sterben als leicht und stark übergewichtige Menschen.

Erst wer sehr dick ist und einen BMI über 35 zeigt, hatte ein noch höheres Risiko, Herzprobleme zu bekommen. Das Paradoxe: Früher starben die Super-Dicken darum aber nicht. Auch die Wissenschaftlerin Katherine Flegal vom nationalen Zentrum für Gesundheitsstatistik in Hyattsville in Maryland stellte fest, dass Menschen mit einem BMI zwischen 25 und 30 die niedrigste Sterblichkeit haben. Um es klar zu sagen: Das sind nicht irgendwelche Wichtigtuer-Spinner-Daten, sondern anerkannte solide Studien, die

zu der Erkenntnis kommen, dass nicht dünne, sondern dicke Menschen die höchste Lebenserwartung haben. Erstaunlicherweise fanden diese Erkenntnisse kaum Gehör in den Schlagzeilen der Medien. Weder in den USA, wo sie zuerst veröffentlicht wurden, noch hier. Die Nachricht war eben nicht »bad« genug. Denn es gilt wohl immer noch der Spruch: »Bad news are good news«.

Sehr starkes Übergewicht, also Adipositas, soll hier nicht schön geredet werden. Es ist schon ein Problem, weil etwa Herzprobleme zunehmen, die auch viel Leid mit sich bringen, und bei manchen Operationen das Risiko steigt, dass etwas schief geht. Auch wenn bei dicken Menschen andere Risikofaktoren hinzukommen, etwa Diabetes, Bluthochdruck und Herz-Kreislauf-Erkrankungen, dann muss etwas unternommen werden. Doch pauschal alle Dicken zu verunglimpfen, sorgt entweder für eine Abwehrhaltung bei den wirklich Betroffenen oder führt in die Essstörung. Gesund endet beides nicht.

Eine Diabetes-Epidemie gibt es nicht

Mit der »Diabetes-Epidemie«, von der heute viel die Rede ist, ist es auch so eine Sache. Ursache dafür ist doch die steigende Zahl dicker Menschen, oder? Zunächst einmal ist es unklar, ob die Anzahl der Diabetiker mit dem sogenannten Altersdiabetes in den vergangenen Jahren tatsächlich gestiegen ist. Das schreibt das Robert-Koch-Institut (RKI) in seinem Band »Gesundheitsberichterstattung Diabetes mellitus«. Die Berliner Behörde geht zwar davon aus, dass es immer mehr Diabetiker gibt. Doch es steigt auch die Anzahl älterer Menschen in der Bevölkerung. Wo also der Anteil an Personen mit stattlichem Alter zunimmt, kann auch häufiger Diabetes auftreten.

Übermäßig gestiegen scheint die Zahl der Zuckerkranken jedoch nicht. Beim Vergleich der Jahre 1991 und 1998 unter der Annahme, dass sich die Altersstruktur nicht verändert hat, was aber nicht stimmt, »wäre die Prävalenz des Diabetes 1998 sogar etwas niedriger als 1991«, so der Bericht des RKI. Also die Häufigkeit von Diabetes wäre innerhalb der sieben Jahre zurückgegangen.

Eine Studie in der Augsburger Bevölkerung über mehrere Jahrzehnte habe ebenfalls keine absolute Zunahme der Diabetiker gefunden. Das sagt uns: Übergewicht und Diabetes pauschal in einen Topf zu werfen unter dem Motto: Bist du zu dick, bekommst du Diabetes, ist falsch. Übergewicht kann, muss aber nicht mit Diabetes einhergehen. Denn wer ständig zu viel isst und hier insbesondere Kohlenhydrate verputzt, strapaziert die Bauchspeicheldrüse übermäßig, sodass sie irgendwann streikt und sich ein Diabetes entwickeln kann. Eben kann, aber nicht muss. Denn nicht jeder Übergewichtige leidet unter der Zuckerkrankheit und nicht jeder Diabetiker ist dick.

 ## Ein Schnupfenvirus verursacht Übergewicht – vielleicht

So einfach ist es mit den Aussagen über das Dick- und Dünnsein also nicht. Zumal immer wieder neue Erkenntnisse ins Feld geworfen werden, die als *die* Ursache fürs Dicksein genannt werden. Kürzlich machte die Erkenntnis die Runde, dass Viren am Dicksein schuld sind, solche die auch Schnupfen, Husten und Heiserkeit hervorrufen. Das sogenannte Adenovirus-36 könne möglicherweise ruhende Zellen im Fettgewebe in Fettzellen umwandeln, sodass

Dünne durch eine Erkältung plötzlich dick werden.

Forscher der Universität von Louisiana hatten herausgefunden, dass jeder dritte Übergewichtige das Schnupfenvirus in sich habe – im Vergleich zu nur elf Prozent der schlanken Teilnehmer. Auch bei Patienten, die sich Fett absaugen lassen hatten, fand man den Virusbösewicht im Fettgewebe. Warum aber der eine durch eine Erkältung dick wird und der andere nicht, sei unklar, sagen die Forscher. Sie haben die Gene im Verdacht. Beim einen wird das Dickmachervirus aktiv, beim anderen nicht. Wenn also ein Teil der Freunde aus der nächsten Schnupfenzeit moppelig hervorgeht, waren's die Viren. Oder eben doch die üppige Winterkost.

Die Veranlagung für Übergewicht ist nicht alles

Mit den Genen ist das so eine Sache. Welche Rolle spielen sie tatsächlich beim Gewicht? Ist das dicke Schicksal unabwendbar? Ein klares: Jein. Heute weiß man, dass am Dicksein die Gene eine bedeutsame Rolle spielen. »Zu 50 Prozent hat Übergewicht eine genetische Ursache«, weiß der Leipziger Universitätsprofessor Wieland Kiess. Und liefert zugleich eine Erklärung. Er entdeckte kürzlich zusammen mit zwei Kollegen, dass 22 Prozent des Risikos für allgemeines Übergewicht auf Veränderungen des sogenannten FTO-Gens (fat mass and obesity associated = fettmasse- und übergewichtsassoziiert) zurückzuführen ist. »Wir konnten feststellen, dass Veränderungen am FTO-Gen direkt und unmittelbar die Fettmasse und das Übergewicht eines Menschen bedingen.«

Doch nicht nur die von Kiess gefundenen Gene steuern das Dick- oder Dünnsein. Es gibt auch noch andere genetische Voraussetzungen, die Menschen dick werden lassen – oder eben nicht. Zeigt zum Beispiel der sogenannte MC4-Rezeptor im Gehirn bestimmte Veränderungen, hat man einen ständigen Drang nach Essen und wird vermutlich dick. Es gibt also nicht das eine Dickmachergen, sondern es gibt verschiedene genetische Voraussetzungen, die Übergewicht begünstigen.

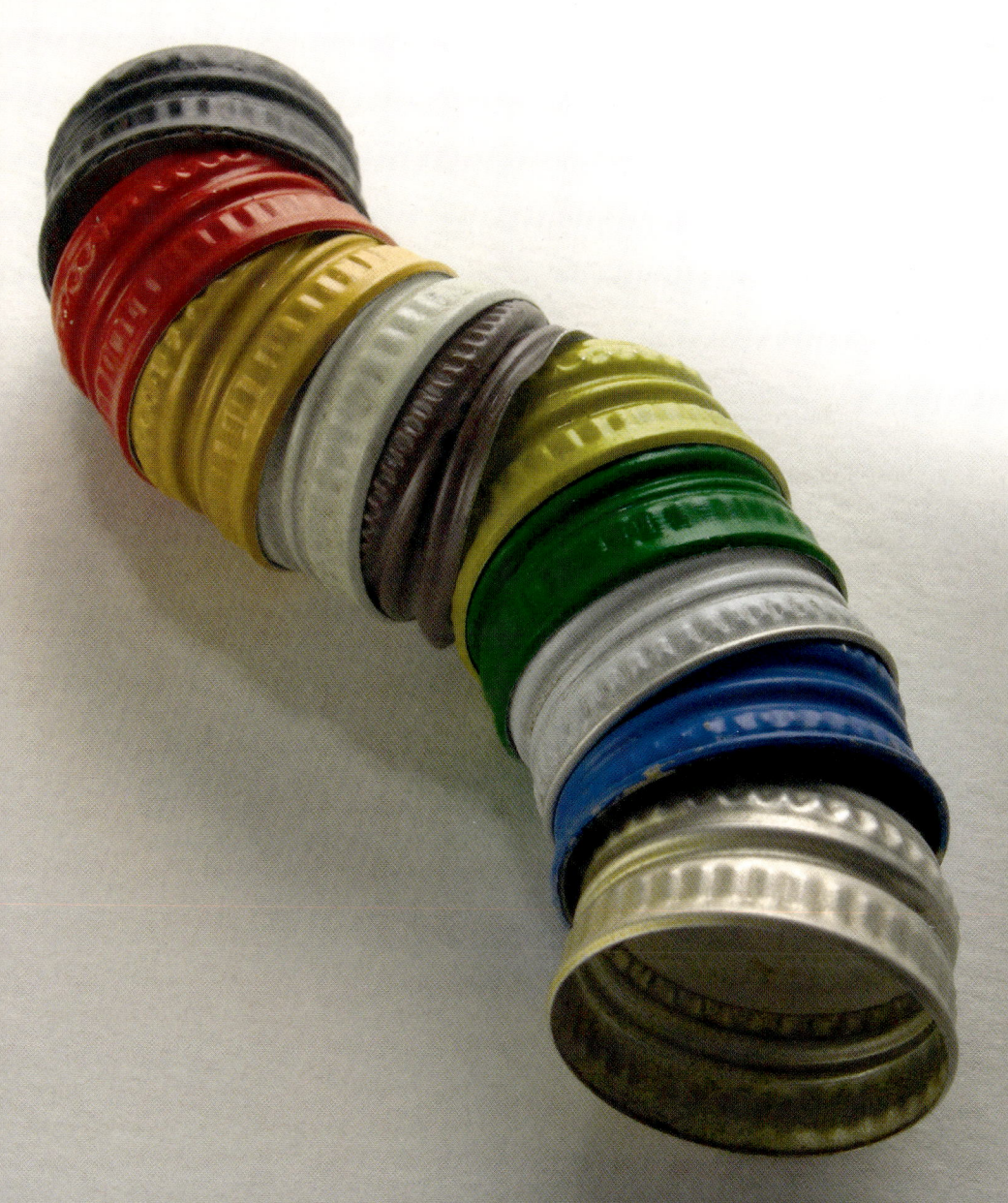

16 Gene sind manipulierbar, wenigstens ein bisschen

Dann lasst uns weitermampfen wie bisher, die Gene, welche auch immer, sind eh an allem schuld, könnte man sagen. Besser nicht. Denn nicht jeder mit der Veranlagung zum Dicksein wird wirklich rund, weil auch der Lebensstil eine Rolle spielt. Wer also zu Übergewicht neigt, aber beim Essen nicht über die Stränge schlägt und sich auch sportlich betätigt, wird vermutlich keine Probleme haben. Und noch eine Erkenntnis verschafft sich vorsichtig Gehör: Gene sind nicht starr, sondern ein Leben lang formbar. Oder anders ausgedrückt: **Es lässt sich möglicherweise etwas gegen die Veranlagung zum Dicksein tun.** Das zeigen zumindest Tierversuche. Forscher der amerikanischen Duke Universität in Durham fütterten dicke, besonders krankheitsanfällige Agout-Mäuse zwei Wochen vor der Paarung und während der Schwangerschaft mit einer Extraportion der Vitamine Folsäure und B_{12}.

Üblicherweise ist der Nachwuchs ungesunder dicker Mäuse ebenfalls fett und gesundheitlich nur schlecht in Schuss. Doch anders in diesem Fall: Die meisten Nagerkinder waren rank und schlank. Auch fehlte ihnen die Veranlagung zu einer der möglichen Folgekrankheiten von Übergewicht wie Diabetes und Krebs. Nicht zuletzt hatten sie, anders als ihre krankheitsgestressten Eltern, kein gelbes Fell (was für eine schlechte Lebensführung spricht), sondern einen schönen braunen Pelz.

Allein durch die gesündere Ernährung sei das Agout-Gen »abgeschaltet« worden, erklärt Ethan Watters in »Geo«, der die Studie sichtete. Und nicht nur das: »Wir selbst können die Gene durch den Lebensstil, eben die Ernährung, an- oder ausschalten. Sogar über das eigene Leben hinaus: bei Kindern und Kindeskindern.« Dann also ran an den Salat, rauf aufs Rad und bitte keinen Stress. Keine Lust? Aber wenn davon der noch nicht geborene Nachwuchs profitiert und auch irgendwann die Enkel?

17 Darm-Bakterien sind schuld am Dicksein

Aber was ist dann mit den guten und schlechten Futterverwertern? Die eine Frau kann essen, was sie möchte, bei der anderen setzt sich jede überschüssige Kalorie fest. Ist das auch genetisch? Jein. Zwar war lange Zeit

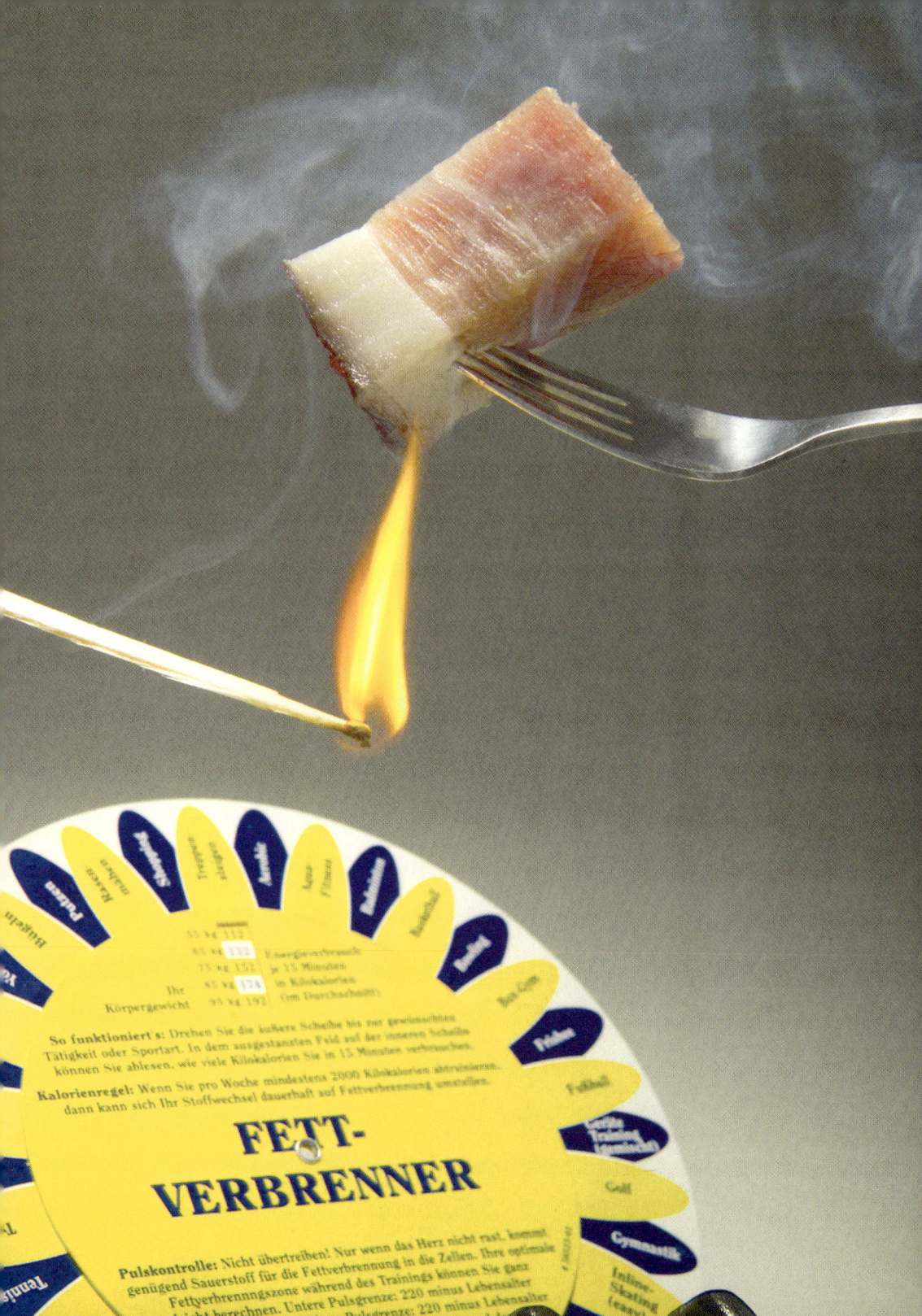

So funktioniert s: Drehen Sie die äußere Scheibe bis zur gewünschten Tätigkeit oder Sportart. In dem ausgestanzten Feld auf der inneren Scheibe können Sie ablesen, wie viele Kilokalorien Sie in 15 Minuten verbrauchen.

Kalorienregel: Wenn Sie pro Woche mindestens 2000 Kilokalorien abtrainieren, dann kann sich Ihr Stoffwechsel dauerhaft auf Fettverbrennung umstellen.

FETT-
VERBRENNER

Pulskontrolle: Nicht übertreiben! Nur wenn das Herz nicht rast, kommt genügend Sauerstoff für die Fettverbrennung in die Zellen. Ihre optimale Fettverbrennngszone während des Trainings können Sie ganz klar, dass der Körper bestimmt, wie gut oder schlecht er Currywurst und Pommes verbrennt. Bei der Verwertung im körpereigenen Hochofen sind die Energieverluste bei dem einen größer, das sind die Dünnen, und bei den anderen geringer. Das sind die Beleibten. Dünne haben also einfach Glück gehabt, weil ihr Hochofen ineffizient feuert.

Doch heute wird zudem diskutiert, dass auch die Darmbakterien ihr Spielchen mit uns treiben, wie Forscher der Washington-Universität zeigen. Sie können nämlich in unterschiedlichem Maße Ballaststoffe verwerten, von denen man immer dachte, sie seien einfach nur Ballast, der größtenteils ungenutzt in die Toilette wandert. Nun stellte sich heraus, dass sie sehr wohl abgebaut werden und über die Dünndarmschleimhaut in die Leber gelangen, wo sie für die Fettsynthese benutzt werden. Dabei unterscheidet sich die Darmflora, also die Besiedlung des Darms mit Bakterien, von dicken und dünnen Menschen erheblich.

Schlanke haben mehr sogenannte »Bacteroides«-Bakterien in sich, die eher schlampig arbeiten und Ballaststoffe nur mäßig verwursten. Im Darm von Übergewichtigen hausen hingegen mehr »Firmicutes«-Bakterien. Sie sind besonders flott und arbeiten somit effizienter. Pflanzt man sterilen, schlanken Mäusen die Darmflora von dicken Mäusen ein, gewinnen sie bei gleicher Verpflegung zwei Prozent mehr Energie aus dem Futter. Das sind, übertragen auf den Menschen, zwar nur 40 Kalorien täglich. Pro Monat kommen aber schon 1200 Kalorien zusammen, was einer Gewichtszunahme von 150 Gramm entspricht. Kleinvieh macht eben auch Mist.

 ## 18 Gesünder essen setzt Dickmacher-Darmflora schachmatt

Doch die Darmflora scheint manipulierbar, im positiven Sinne natürlich. Forscher der Washington-Universität in St. Louis in Missouri setzten dicke Testpersonen auf Diät und stellten fest: Die Zahl der »Bacteroides«, also der weniger effektiven Bakterien, die sonst verstärkt Schlanken innewohnen, stieg, die Darmflora bildete sich allmählich um.

Damit biete die Darmflora einen Ansatzpunkt für Therapien gegen Übergewicht, schreibt die Fachzeitschrift »Nature« zur Studie. Also Leute: Wer anders isst und auch ein bisschen abnimmt, kann die ballaststoffver-zehrende Firmicutis-Darmflora aushungern und die eher faulen Bac-teroides-Kollegen zu neuem Leben

erwecken. Die Gene sind nicht alles. Es kommt darauf an, was man aus ihnen macht. Dem dicken Schicksal unab-wendbar ausgesetzt ist also keiner.

19 Transfettsäuren machen dick und Olivenöl schlank

Sollen wir also am Fett sparen, um ab-zunehmen und die Darmflora auf Linie zu bringen? Fett liefert neun Kalorien pro Gramm und damit mehr als dop-pelt so viel Energie wie Kohlenhydrate oder Eiweiß. Darum scheint es am ef-fektivsten, hier ein bisschen einzuspa-ren. Fett per se zu verteufeln, ist aber nicht angebracht. Fett setzt nämlich nicht in jedem Fall an. Es kommt auf die Sorte an. Vor allem sogenannte Transfettsäuren scheinen echte Dick-macher zu sein, wie eine US-Studie zeigt. Transfettsäuren entstehen, wenn Fett gehärtet wird, also aus flüssigem Öl streichfähige Margarine wird oder aus Kokosöl Plattenfett, mit dem man Pommes frittiert.

Forscher der Wake-Forest-Universität in North Carolina wollten wissen, ob Fette sich gleichermaßen aufs Gewicht auswirken und gaben Affen Mahlzeiten mit und ohne Transfettsäuren zu fres-sen. Die Tiere, denen man acht Prozent Transfettsäuren ins Futter mischte, nahmen in sechs Jahren etwa sieben Prozent an Gewicht zu. Affen, die nur

Mahlzeiten mit gesunden Fetten in Form von Olivenöl erhielten, legten dagegen nur zwei Prozent zu – bei glei-cher Kalorienzahl im Futternapf, be-richtet Studienleiterin Kylie Kavanagh. Die Transfett-Affen entwickelten auch eine gewisse Resistenz gegen Insulin, das den Zucker in die Zellen transpor-tiert. Eine Insulinresistenz gilt als Vor-stufe für Diabetes.

Und noch etwas fiel auf: Das ungesun-de Fett setzte überwiegend am Bauch an. Die Affen, die Transfettsäuren mit dem Essen erhalten hatten, zeigten am Ende des Testzeitraums rund 30 Prozent mehr Bauchfett als die Oliven-ölgruppe. Speckrollen am Bauch aber sind besonders heikel (Seite 23). Auch wenn dies erst einmal Tierversuche sind, die nur bedingt auf den Menschen übertragbar sind: Die Finger von Pom-mes und anderem frittiertem Essen zu lassen, schadet bestimmt nichts. Den mit Olivenöl zubereiteten Salat oder das gegrillte und in Olivenöl marinierte Gemüse kann man sich aber getrost schmecken lassen.

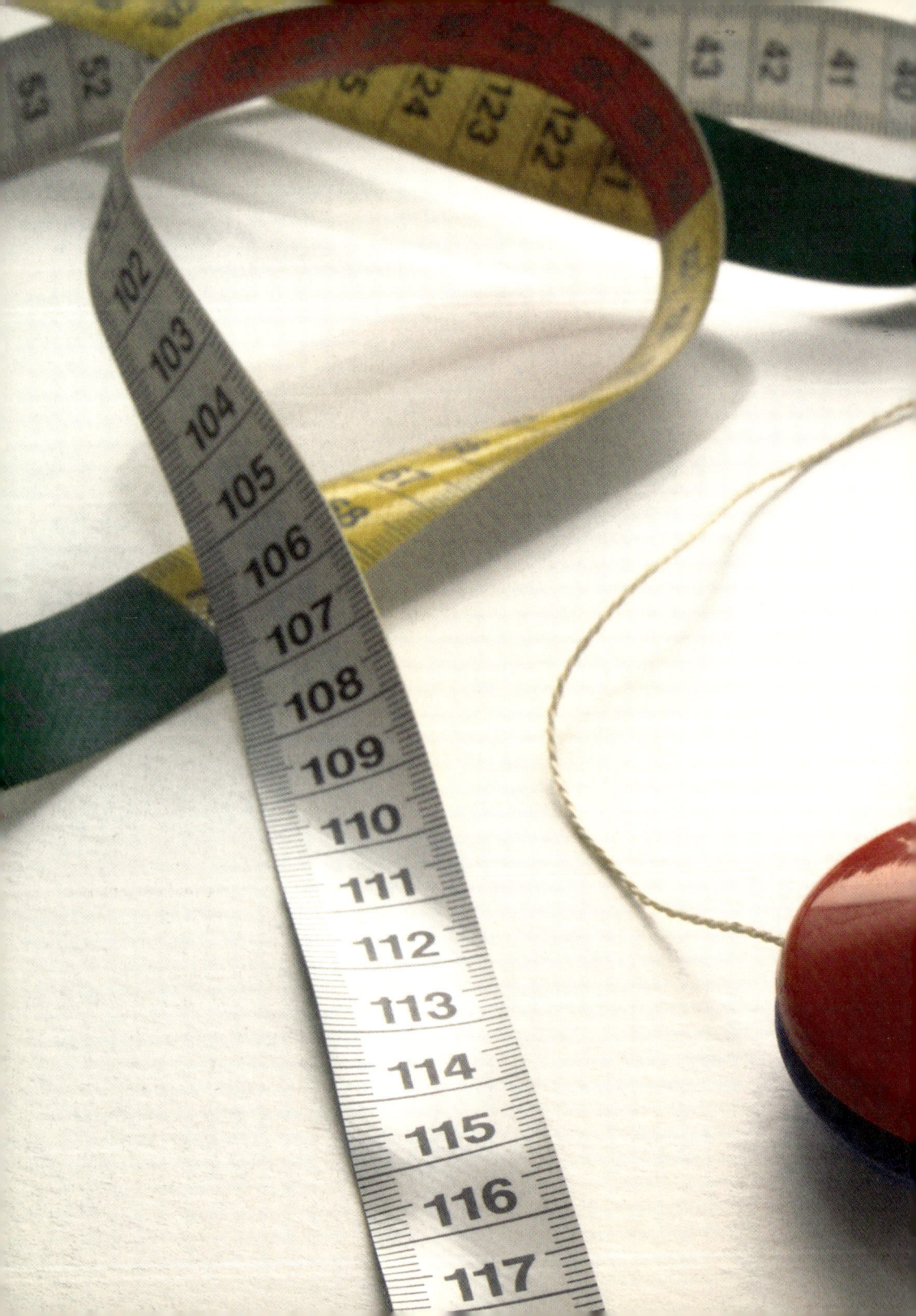

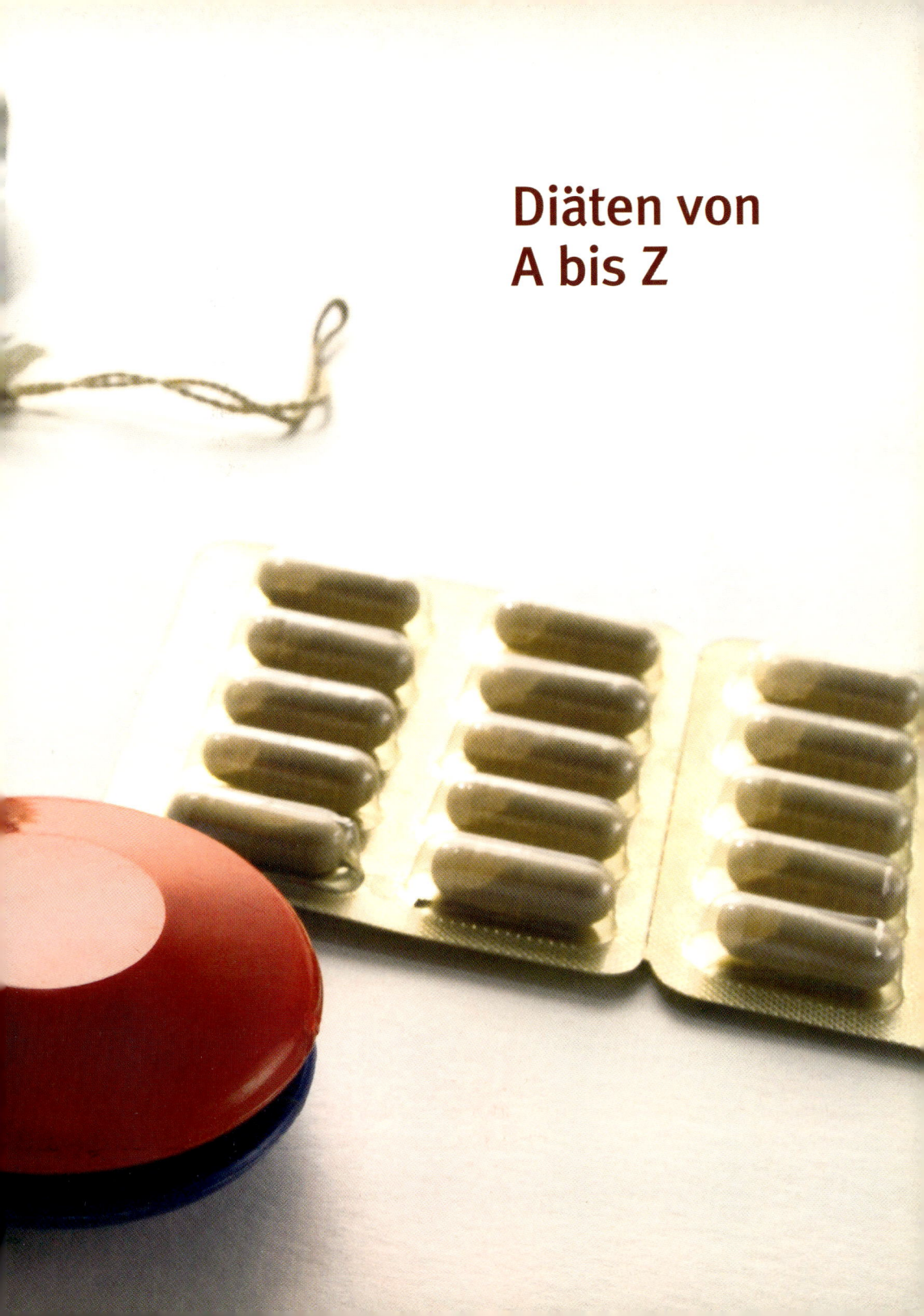

Diäten von
A bis Z

Warum Diäten Quatsch sind, gefährlich werden können und obendrein dick machen

Fast wöchentlich werden neue »sensationelle« Diäten propagiert, sei es in Zeitschriften, Büchern oder im Internet. Mal sollen nur Kohlenhydrate, mal nur Fett und mal vor allem Eiweiß auf den Tisch kommen. Dann werden die Nährstoffe fein säuberlich getrennt, mal darf nur die Hälfte des Üblichen gegessen werden (FdH) oder es wird an der Psyche gebastelt (»Denken Sie sich schlank«).

Sogar im Schlaf könne man abnehmen, behauptet ein populäres Buch. Propagiert werden die Methoden oft von Ärzten oder ehemaligen Hochleistungssportlern. Bei genauerem Hingucken scheint es aber so, dass sie von Tuten und Blasen keine Ahnung haben, jedoch meinen, die perfekte Abnehmmethode schlechthin entwickelt zu haben (was für sie persönlich ja stimmen kann). Doch nur die wenigsten Diäten helfen wirklich. Die meisten bewirken das Gegenteil: Sie machen dick.

 ## Insulin-Trennkost macht nicht im Schlaf schlank

Ein Traum: Wir legen uns abends hin, wachen morgens wieder auf und sind rank und schlank. Dass das Nonsens ist, weiß jedes Kind. Dennoch führt seit Monaten ein Buch die Sachbuch-Hitlisten an, was genau das verspricht. »Schlank im Schlaf: Die revolutionäre Formel. So nutzen Sie Ihre Bio-Uhr zum Abnehmen«. Das Konzept, das auch »Insulin-Trennkost« heißt, wurde von dem Arzt Detlef Pape entwickelt, der nach eigenen Angaben ein Übergewichts- und Adipositaszentrum betreibt.

Vereinfacht ausgedrückt geht es darum, den Stoffwechsel so auszutricksen, dass er möglichst viel Fett verbrennt. Insulin spielt dabei die Hauptrolle. Das Hormon sorgt dafür, dass Kohlenhydrate aus Müsli, Schokolade und Kartoffeln in die Körperzellen eingeschleust werden, wo sie zur Energieversorgung genutzt werden. Sind aber mehr Kohlenhydrate im Blut vorhanden, als benötigt werden, macht die Zelle dicht und die überschüssigen Stoffe werden in Form von Fett eingelagert. Und das macht dick. Diesen Mechanismus will das Insulin-Trennkost-Prinzip durchbrechen. Es empfiehlt, abends auf sämtliche Kohlenhydrate und auch weitgehend auf Fett zu verzichten, damit der Körper sich nicht mit der Nudelverwertung beschäftigt, sondern ganz dem Fettabbau widmet. Der läuft auch nachts weiter, da

für die Körperarbeit stets Energie benötigt wird. Schließlich muss der Körper auch im Schlaf funktionieren und sich regenerieren. Und das frisst Energie. Wird also die benötigte Energie aus den Fettpolstern herangezogen, schwinden die Pfunde.

 ## Einseitiges Essen ist irgendwann zum Kotzen

Der Göttinger Ernährungspsychologe Volker Pudel bezweifelt, dass das Ganze funktioniert: »Wer so isst, muss zwangsläufig seine Energie über Fett (und gegebenenfalls Alkohol) bekommen, denn andere Energielieferanten gibt es nun mal nicht«, sagt er zwar. Abnehmen tut man also schon, da Fett verbrannt wird. Er stellt sich aber auch die Frage, wie lange das Ganze durchgehalten wird. Aus eigenen Studien weiß Pudel, dass bei extremen Essformen nur anfangs die Kilos purzeln. Denn die Teilnehmerinnen sind motiviert, halten sich strikt an den Essplan und werden mit ein paar weniger Kilos belohnt. Doch viele steigen schon bald wieder aus, weil ihnen das Essen doch zu einseitig oder das Trennen von Kohlenhydraten, Fett und Eiweiß zu kompliziert ist. Letztendlich hat man

die Kilos nach einem Jahr wieder drauf oder der Zeiger der Waage schlägt sogar wieder nach rechts aus.

Pape spricht hingegen von über 4000 Menschen, die zwischen 1993 und 2005 zusammen mehr als 30000 Kilogramm abgenommen haben. Allerdings sei dafür eine eiserne Disziplin nötig, wie selbst Pape in den Medien mehrfach betonte. Auch scheint nicht jede Frau das Konzept zu verstehen, was den Erfolg weiter schmälert. Als die SAT-1-Redaktion einen Beitrag über Papes Konzept ausstrahlte, stellte sich heraus, dass die meisten Zuschauer nur Bahnhof verstanden hatten. Nicht weil der Beitrag so schlecht war, sondern weil das Ganze viel zu kompliziert ist. Darum schoben die Redakteure noch zwei weitere Sendungen nach.

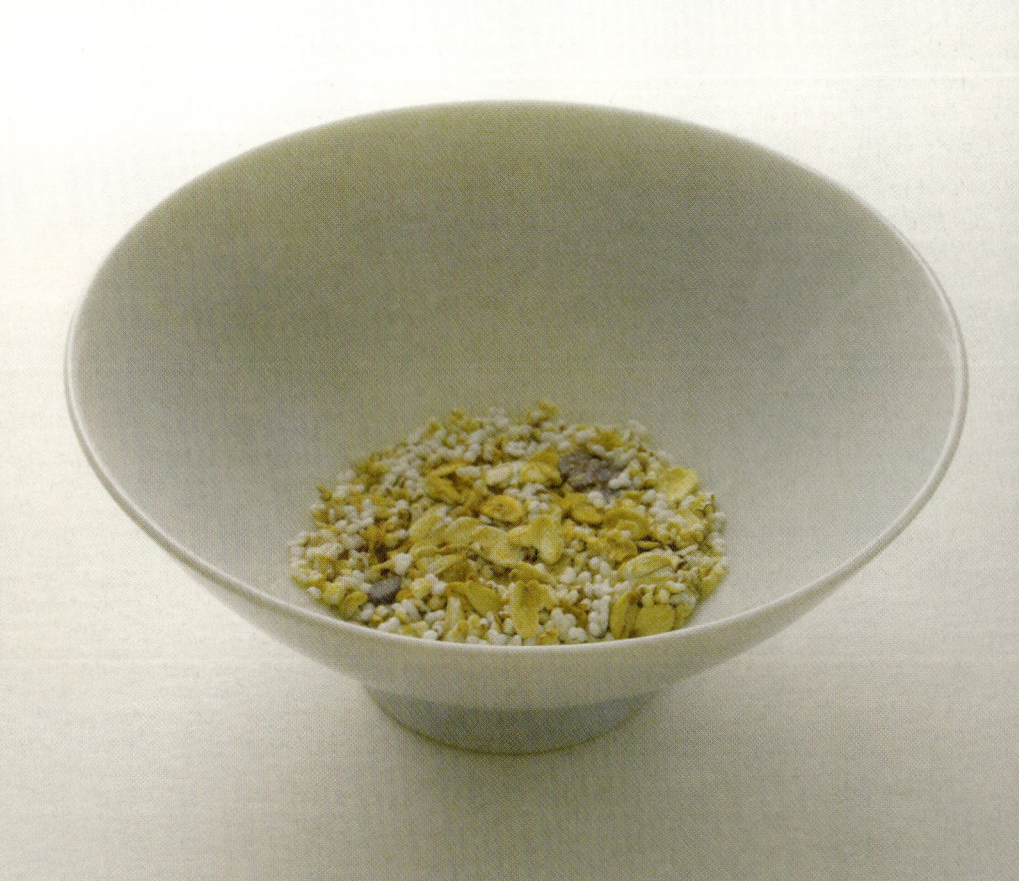

22 Hay'sche Trennkost schon lange out

Das von Pape propagierte Trennprinzip ist an sich nichts Neues, auch wenn die Theorie dahinter immer wieder neu erfunden wird. Vor knapp 100 Jahren gab der US-Arzt William Howard Hay die Parole aus, dass Kohlenhydrate und Eiweiß nicht gleichzeitig verdaut werden könnten. Das führe zur Übersäuerung des Körpers, zahlreichen Beschwerden und eben zu Übergewicht.

Er selbst wog mehr als 100 Kilo, litt unter Ödemen, Bluthochdruck und hatte Herzprobleme. Er verordnete zunächst sich, später dann auch seinen Patienten, eine Schmalhanskost, die letztendlich bedeutete, die Nährstoffe zu verschiedenen Mahlzeiten zu essen. Er selbst wurde gesund, und auch vielen seiner Patienten ging es bald besser. Heute wird das Trennprinzip vor allem von der Buchautorin Ursula Summ propagiert, die selbst damit genas, und fortan populäre Bücher hervorbrachte. Dennoch schwindet das Interesse am Abnehmen mit Trennkost. Während vor acht Jahren noch 22 Prozent derjenigen, die abnehmen wollen, ihr Glück mit Trennkost versuchten, waren es 2006 nur noch 13 Prozent, so eine Umfrage der GfK-Marktforschung in Nürnberg.

Es scheint sich herumgesprochen zu haben, dass das Trennprinzip nicht so recht funktioniert. Auch gibt es kaum Beweise, dass das Ganze überhaupt etwas bringt. Eine kleine Trennkoststudie zeigt zwar, dass stark übergewichtige Frauen, die zwölf Wochen eiweiß- und kohlenhydrathaltige Lebensmittel zu verschiedenen Mahlzeiten aßen, am Ende des Zeitraums fast zwei Kilo mehr abgenommen hatten als die Gruppe, die bei gleicher Kalorienzahl normal gegessen hatte, berichtet der Ernährungswissenschaftler Edmund Semler im »UGB-Forum«. Doch überzeugend ist die Studie nicht. Erstens nahmen daran nur 15 Frauen teil, was kaum für eine statistisch haltbare Aussage reicht. Zweitens litten die Frauen an einer Vorstufe des Diabetes, sodass das Ergebnis nicht unbedingt auf Gesunde übertragen werden kann. Drittens durften die Damen nur etwa 1200 Kalorien täglich zu sich nehmen. Eine Menge, bei der man zwangsläufig abnimmt.

Gesundes Essen macht schlank, nicht das Trennen von Nährstoffen

Die Deutsche Gesellschaft für Ernährung führt mögliche Abnehmerfolge durch Trennkost auch nicht auf das Trennen zurück, sondern vor allem auf die recht gesunde Zusammensetzung der Mahlzeiten. Sie enthalten unter dem Strich viel Gemüse, Obst und Vollkorn. Auch die Auseinandersetzung mit dem Essen per se sorge bei manchen Menschen dafür, dass sie ein neues Bewusstsein für die Ernährung bekommen, sodass sie insgesamt gesünder essen und sich z.B. Pommes und Currywurst verkneifen.

Letztendlich zeigt auch die Natur, dass das Trennen unsinnig ist. Schließlich hat sie vor allem Lebensmittel hervorgebracht, in denen Kohlenhydrate und Eiweiß zusammen vorkommen. Sie wachsen nun mal nicht solo am Baum und kommen auch (noch) nicht aus dem Hühner- oder Schweinestall – auch wenn das dank Gentechnik sicher irgendwann möglich ist. Wer also abnehmen will, sollte einfach mehr Grünzeug und Vollkorn essen. Den Stress mit dem Trennen kann man sich getrost sparen.

 ## Glyx: Die Werte stimmen nicht

Vielleicht klappt's ja besser mit der »Glyx-Diät«. »Glyx« hat zwar wenig mit »Glück« zu tun, viel aber mit dem sogenannten Glykämischen Index, kurz Glyx oder GI. Er besagt, wie schnell der Blutzuckerspiegel nach dem Verzehr von 50 Gramm Kohlenhydraten in die Höhe schießt und wie fix die Nährstoffe mithilfe von Insulin (Seite 34) abgebaut bzw. in die Zellen eingeschleust werden.

Ein hoher Wert (Index) bedeutet: Rascher Anstieg des Blutzuckers, flotter Abbau und damit verbundener Hunger. Isst man Lebensmittel mit niedrigem

Glykämischen Index, steigt der Blutzucker gemächlich an und wieder ab und man bekommt nicht so schnell wieder Hunger. Das alles ist nicht neu. Schon 1981 wurde das Konzept in der Fachszene eingeführt. Doch erst seit wenigen Jahren wird es als das Nonplus-ultra-Abnehmsystem propagiert. Geduldig werden in den diversen Ratgebern aufgelistet, dass Bonbons, Corn Flakes, weißer Reis und Weißbrot sowie zuckersüße Soft Drinks aller Art einen hohen GI haben, weil sie schnell ins Blut gehen. Sie bekommen bei den Glyx-Diäten darum die rote Karte. Vollkornbrötchen und Naturreis, Gemüse

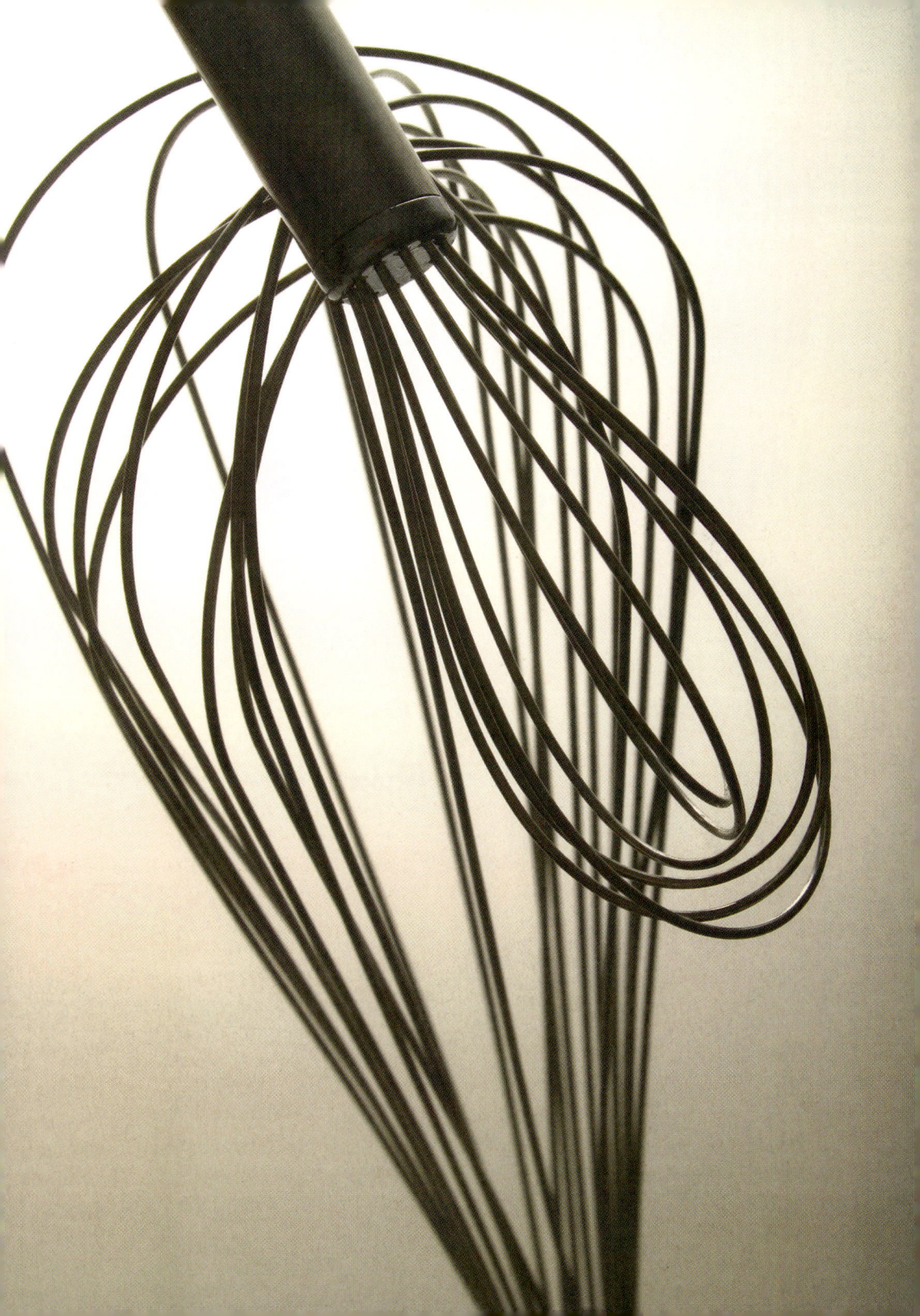

und Obst haben hingegen einen niedrigen Glyx und sind somit weitgehend okay.

Auch wenn es gut ist, zu lernen, dass Vollkorn und Co. satt und Corn Flakes und Weißbrot hungrig machen, so hat die Sache doch einen Haken. Die Tabellenwerke stimmen nicht. Erstens kennzeichnen die darin aufgelisteten Glyx-Werte immer einzelne Lebensmittel wie Brot, Nudeln oder Kartoffeln.

Tatsächlich isst man sie aber nicht solo, sondern das Brot mit Käse, die Pasta mit Tomatensauce oder die Kartoffeln mit Seelachsfilet. Damit verändert sich der Wert und die Sache gerät ins Wanken. So hat zum Beispiel Weißbrot allein einen hohen Glyx. Bestreicht man es mit Butter, halbiert sich der Wert. Baguette mit Fett ist also vom Glyx her gesehen besser – wenn auch nicht gut (weil zu fett und wenig sättigend). Erstes Fazit: Die Tabellen sind Schmu.

25 Falscher Glyx: Wassermelone und Karotten gehören nicht zu den Dickmachern

Nun könnte man ja davon ausgehen, dass Obst und Gemüse per se gut abschneiden bei der Glyx-Diät. Doch bekommen Karotten und Wassermelone, an sich echte Fitmacher, die rote GI-Karte, d.h. man sollte Sie eher selten essen. Die Werte sind fast so hoch wie bei Weißbrot oder geschältem Reis.

Also weg damit? Nein, besser nicht. Nicht die Lebensmittel sind mau, sondern die Messmethode. Denn die bezieht sich immer auf 50 Gramm enthaltene Kohlenhydrate eines Nah-

rungsmittels. Möhren und Melonen haben aber nur wenige Kohlenhydrate in sich, sodass man Unmengen knabbern müsste, damit der Blutzucker steigt, nämlich 800 Gramm Karotten oder Wassermelone. »Solche Portionen gehen an der Praxis völlig vorbei«, schreibt das »UGB-Forum«. Weil das auch die GI-Befürworter wissen, arbeiten sie teils mit der sogenannten »Glykämischen Last«. Sie berücksichtigt auch die Menge eines Lebensmittels, die verspeist wird. Zweites Fazit also: Der Glyx geht an der Realität vorbei.

Glyx-Studien beweisen gar nichts

Ob der Glyx für immer schlank macht, ist darum fraglich, wie verschiedene Studien zeigen. So geben zwar 15 Arbeiten Hinweise auf eine sättigungsfördernde und somit hungerstillende Wirkung der Glyx-Kost. In 16 anderen Studien konnte dieser Effekt allerdings nicht beobachtet werden, berichtet das Fachblatt »Ernährung heute«. Auch der Vergleich von 107 weiteren Studien lässt offen, ob Glyx schlank macht.

Zwar nehmen die Glyx-Esser in den ersten vier bis sechs Monaten mehr ab als mit einer normalen fettarmen Diät. Doch was dann passiert, bleibt im Dunst. Die meisten Studien enden nämlich einfach nach wenigen Monaten. Entweder, weil das Geld ausgegangen ist, weil man es nicht so genau wissen will oder ohnehin keiner mehr mitmacht. Drittes Fazit: Auch wenn manche Glyx-Bücher seit Jahren die Hitlisten anführen, so ist damit der Erfolg nicht bewiesen. Was her müsste, sind langjährige Studien, die an einem großen Studienkollektiv beiderlei Geschlechts durchgeführt werden.

 ## Low-Carb-Hysterie: Kohlenhydrate sind nicht schuld

Dann lieber »Low Carb«, also die Kohlenhydrate weglassen und dafür richtig mit Fett und Eiweiß prassen. Dieses Esskonzept dominierte in den USA, dem Land mit der höchsten Zahl dicker Menschen, in den vergangenen Jahren die Abspeckversuche. Wieder mal, müsste man sagen. Denn jahrelang hatten sich die Amerikaner des Fetts enthalten. Es gab fettfreies Eis und Low-fat-Chips, aber auch Cholesterol-free-areas in Restaurants und Städten.

Allerdings hatte das fettfreie Leben nicht dazu geführt, dass die Bevölkerung rank und schlank wurde. Im Gegenteil, die Menschen wurden noch dicker. Wenn also die Enthaltsamkeit nichts bringt, meinte man, dann könnte man auch wieder Fett essen. Und es kam zu einem Umschwung in der Ernährung. Die Schuldigen waren nun die Kohlenhydrate. Die machen dick, behaupteten die Fett-Gurus. Eine regelrechte Kohlenhydrat-Hysterie kam in Gang. Brot, Müsli, Süßes und Softdrinks mit Zucker waren tabu. »Wer sich im Restaurant einen Brotkorb zum Steak bestellte, der wurde schief angeguckt«, erzählt die Hamburger Journalistin Katja Krumme, die in den USA diese Erfahrung vor einigen Jahren machte.

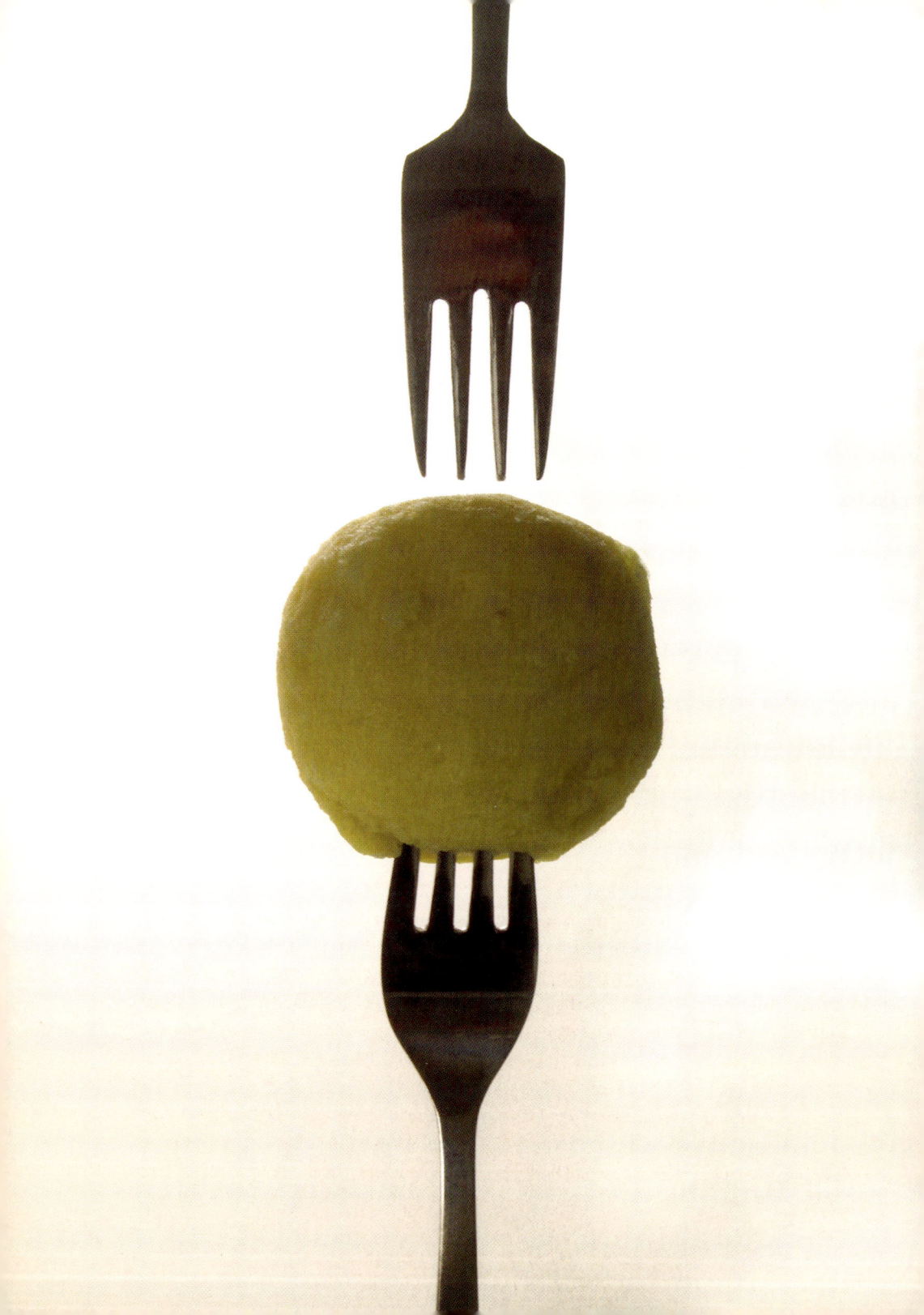

Atkins' Diät-Revolution macht Fettmeider glücklich

Die Theorie hinter Low Carb ist ein wenig wie bei Papes »Insulin-Trennkost«: Durch den weitgehenden Verzicht auf Brot, Nudeln, Kartoffeln und Kuchen soll das Insulin in die Schranken gewiesen werden. Heißhunger bleibt aus und die Fettschmelze wird gefördert. Vater des Gedankens war der US-Arzt Robert Atkins. Er hatte schon in den frühen 70er Jahren die »Atkins-Diät-Revolution« ausgerufen, die vor allem Fettiges empfahl: Sahne, Speck, Steak, Eier und Buttersaucen ohne Ende. Wenn der Körper satt und nicht damit beschäftigt ist, Kohlenhydrate zu verwerten, kann er sich ganz dem Körperfett hingeben. Darum könne man sich daran gütlich tun, so die Theorie.

Er selbst aß auch nach dem Konzept, war schlank, und machte somit mit sich selbst Werbung. Sehr geschickt war: Als die Bevölkerung die Nase voll hatte von Low Fat und cholesterinfreien Zonen brachte er sein Buch als Neuauflage heraus: »Dr. Atkins neue Diät-Revolution«. Die Diätwütigen dankten es ihm und schwelgten nach Jahren der Enthaltsamkeit wieder in Eiern mit Speck – und nahmen dabei auch noch ab. Wow. Allerdings guckte keiner, was das Ende vom Lied war. Niemand ging also der Frage nach, was langfristig passiert, wenn man dreimal täglich Steak mit Kräuterbutter und zum Dessert Crème brûlée oder Sahneeis mit Schokosauce schlemmt.

Das Gewicht lässt sich dauerhaft meist nicht halten

Es gab zwar »sensationelle Studien«, die zeigten, dass die Atkinskost beim Abnehmen hilft. Doch sie wurden fast ausschließlich von der »Atkins Foundation« veröffentlicht, also einem atkinsnahen Verein, der sicher keine negativen Ergebnisse rauslässt. Erst in jüngerer Zeit wurde mithilfe unabhängiger Studien überprüft, was eigentlich auf Dauer passiert, wenn immer sehr fett gegessen wird. An der Universität

Göttingen ließ man Testesser ein Jahr lang entweder »low carb« oder »low fat« essen und verglich dann die Zahlen auf der Waage. Ergebnis: Am Ende des Untersuchungszeitraums hatten sowohl die Low-Carb-Esser als auch die, die Fett gespart hatten, in etwa gleich viel abgenommen, nämlich vier bzw. zwei Kilogramm, so der Mediziner Thomas Ellrott von der ernährungspsychologischen Forschungsstelle der Universität

Göttingen. Der Punktsieg geht also an beide Methoden.

Doch die Low-Carb-Gruppe, die nach Atkins aß, konnte das Gewicht nicht halten – und legte wieder an Gewicht zu. Die Wissenschaftler vermuten, dass das einseitige Essen von Rührei, Sahne und Steak auf Dauer eklig wird und einem irgendwann zum Hals heraushängt, sodass die Diät abgebrochen und wieder normal geschlemmt wird. Selbst Obst- und Gemüsemuffel verzehren sich auf Dauer nach Äpfeln oder Kartoffeln – all dies ist bei Atkins nicht drin. Auch Atkins blieb übrigens nicht schlank. Als er im April 2003 starb, soll er bei einer Größe von 1,82 Meter 116 Kilogramm gewogen haben. Die Atkins-Diät scheint also eher etwas für Kurzzeit-Abnehmerinnen zu sein. Auf Dauer genießbar ist sie nicht.

30 Atkinskost macht krank, weil die Vitamine fehlen

Und noch etwas spricht dagegen: Die Göttinger Studie ergab, dass schon vier Wochen nach Beginn der Diät die Konzentration des Hormons Homocystein im Blut stark erhöht ist. Ein Zeichen dafür, dass es einen Mangel an Vitaminen gibt. Der verwundert nicht, kommt doch bei Atkins kaum Gemüse und Obst auf den Teller. Anfangs soll man praktisch ganz auf Grünzeug verzichten, nach einer gewissen Zeit darf man Miniportionen Gemüse essen, ein paar Blätter Salat, einige Oliven, drei Blumenkohlröschen. Steigt der Homocysteinpegel augrund des Vitaminmangels über Norm, erhöht sich auch das Risiko für Herz-Kreislauf-Erkrankungen.

Vorwürfe, die Atkinskost belaste wegen der Unmengen an Sahne und Eier, sind zwar richtig. Doch jetzt weiß man, dass auch die diätbedingte Abwesenheit der Vitamine eine Rolle spielt. Ohne Vitamine geht nämlich gar nichts bei Herz und Kreislauf. Man sollte deshalb die Finger davon lassen, weil die Diät auf Dauer nicht gut tut und sogar krank machen kann.

31 Wegen Atkins-Diät ins Koma gefallen

Und noch etwas Dramatisches ereignete sich bei der Atkinskur. Eine 40-jährige Frau war in den USA ins Krankenhaus eingeliefert worden, nachdem sie über dauernde Übelkeit, Kurzatmigkeit und Herzrasen berichtet hatte. Die

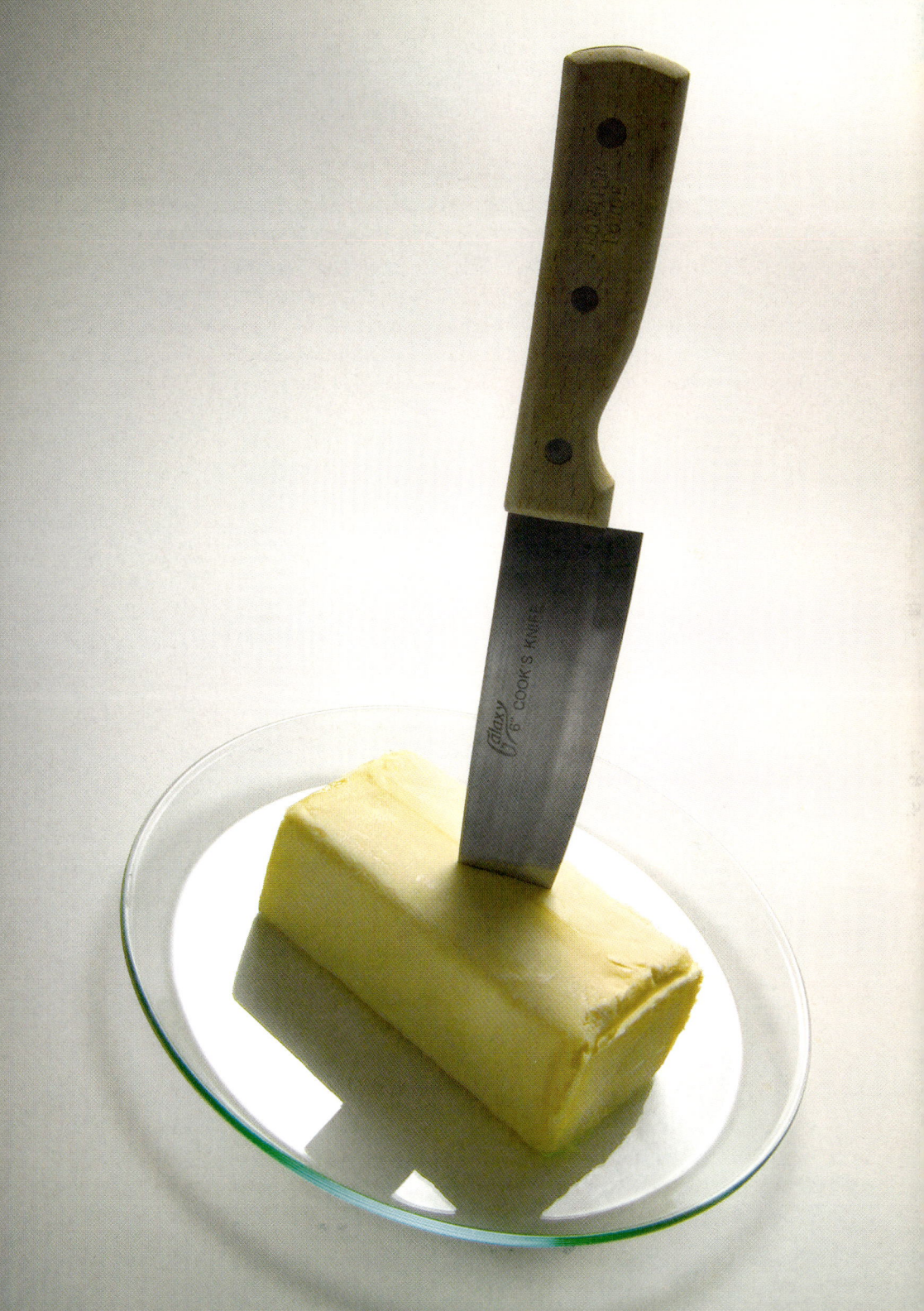

Untersuchung ergab, dass sie unter einer sogenannten Ketoazidose litt, einer dramatischen Übersäuerung des Körpers, die in einem lebensbedrohlichen Koma enden kann. Dazu kommt es, wenn das Blut von Ketonen überschwemmt wird. Sie werden beim Hungern in der Leber gebildet und auch, wenn längere Zeit keine Kohlenhydrate auf den Tisch kommen – oder jemand an Diabetes leidet, was hier aber nicht der Fall war.

Der zuständige Arzt Professor Klaus-Dieter Lessnau von der New York School of Medicine führte die Erkrankung auf die Kohlenhydrat-Enthaltsamkeit zurück. »Unsere Patientin hatte aufgrund der Atkins-Diät eine schwere Ketoazidose, wahrscheinlich als ihre orale Nahrungsaufnahme durch eine milde Pankreatitis oder Gastroenteritis beeinträchtigt wurde«, schreiben Lessnau und Kollegen in der Fachzeitschrift »The Lancet«. Soll heißen: Wer nach Atkins lebt kommt damit vielleicht irgendwie klar. Spielt aber zugleich der Magen ein wenig verrückt oder ist die Bauchspeicheldrüse irgendwie beeinträchtigt, dann streikt der Körper und die Kur kann lebensbedrohlich enden. »Als Forscher und Ärzte muss unser wichtigstes Kriterium ohne jede Diskussion die Sicherheit sein – und kohlenhydratarme Diäten fallen nach diesem Kriterium durch.«

South-Beach-Diät ist eine abgespeckte Atkins-Diät

Doch die Fans schlafen nicht. In der Vergangenheit wurde immer wieder am Atkins-Konzept gebastelt. Der amerikanische Kardiologe Arthur Agatston entwickelte die »South-Beach-Diät«, benannt nach einem Stadtteil von Miami, wo sich die Schönen und Reichen dieser Welt tummeln, natürlich mit perfekt gestyltem, fettfreiem Body.

Agatston also verordnete seinen Herzinfarkt-Patienten eine Kost, mit der sie ihre Blutfettwerte verbessern sollten. Hier sind Weißmehlprodukte, Kartoffeln und Reis verboten, Obst, Gemüse, Hülsenfrüchte und Vollkorn nach einer Anfangsphase erlaubt. Anders als bei Atkins bleiben tierische Fette, ausgenommen das in fettem Fisch enthaltene Fischöl, tabu. Bei »guten« Pflanzenfetten wie Olivenöl und bei Nüssen darf der Abnehmwillige zugreifen. Die strikte Phase, in der Hülsenfrüchte, Obst und Vollkornbrot oder -nudeln nicht gegessen werden sollten, kommt der Atkins-Diät schon recht nahe. Doch nach einigen Wochen der Fleisch-, Fisch- und Geflügelmast sind ein wenig Brot und

Reis erlaubt und zudem sollen viel Gemüse und Obst auf den Tisch kommen. Das Problem wie bei allen anderen Diäten: Der Alltag, sei es der Besuch in der Kantine oder eine Einladung zum

Essen arbeitet gegen uns. Hier braucht man den eisernen Willen, wirklich jedes Stück knuspriges und duftendes Baguette liegen zu lassen.

Deutsche Logi-Methode ist die aufgefittete Version

Auch die sogenannte »Logi«-Methode, die der Ernährungswissenschaftler Nicolai Worm von der medizinischen Fakultät der Harvard-Universität in Boston importiert hat, wurde auf gesund getrimmt. »Logi« steht für Low Glycemic and Insulinemic«, das heißt: niedriger Insulinspiegel.

Um diesen zu erreichen, erlaubt »Logi« zwar auch viel Fett. Empfohlen werden aber hochwertige pflanzliche Öle und Fette. Auch Gemüse und zuckerarmes Obst, die nicht sofort ins Blut schießen, sind genehm. Basmati- und Naturreis, Pasta und Teigwaren aus Hartweizen sowie Vollkornbrot sind in Maßen erlaubt. Die Variationen sind zwar besser als die traditionelle Atkins-Methode. Doch ob sie in Sachen Abspecken einen wirklich weiterbringen, ist die Frage. Es gibt zwar eine ausgemachte Logi-Fangemeinde, doch wieder gilt: Einseitig fett- oder kohlenhydratreiche Diäten hängen einem irgendwann zum Hals heraus und werden abgebrochen.

Low Carb ist auf Dauer teuer

Auch könnte es noch einen Grund geben, warum Low Carb, wie auch immer, bislang nicht in aller Munde ist: Eine fettreiche Ernährung ist kostspielig. Der Verzehr großer Mengen Fleisch, Fisch, Milchprodukte und Käse sei in etwa doppelt so teuer wie das normale Essen, rechnet Ernährungsforscher Thomas Ellrott aus Göttingen vor. Die Mehrkosten liegen bei einigen tausend Euro im Jahr. Wer nicht im super-billig Discounter seine tägliche Fleisch- oder Fischration kaufen möchte, sondern diese Einkäufe vielleicht sogar im Bioladen erledigt, hat früher oder später ein finanzielles Problem.

Von allem ein bisschen und weniger Fett hilft am besten

Dann also weg mit dem Fett? Ja und nein. Wenig gutes Öl muss nämlich gestattet sein, sonst schmeckt es gar zu dröge – und der Fetthunger kommt ohnehin früher oder später. Auch weiß man heute, dass nicht jedes Fett gleich fett macht (Seite 31). Zwei große Studien zeigen zudem: Pendelt sich der Fettanteil um die 30 Prozent der gesamten Kalorien am Tag ein, und wird auch Bewegung eingeplant, schwinden die Pfunde und das Gewicht kann sogar gehalten werden. Und zwar über Jahre.

Die Auswertung des nationalen amerikanischen Gewichtskontrollregisters ergab sogar: Wer den Fettanteil des Essens auf 25 Prozent herunterschraubt, 55 Prozent Kohlenhydrate und 19 Prozent Eiweiß isst, hat in fünf Jahren 28 Kilo abgenommen und kann das neue Gewicht auch halten. In dem Register wurden die Daten von etwa 3000 Freiwilligen unter die Lupe genommen, die mit verschiedenen Methoden abgenommen hatten. Ergebnis: »Die Reduktion von Nahrungsfett, nicht aber von Kohlenhydraten, ist die zentrale diätetische Strategie für eine erfolgreiche Gewichtsstabilisierung«, meint Ernährungsmediziner Thomas Ellrott von der Universität Göttingen. Klingt gut, überzeugt auch, zumindest ein bisschen. Aber 25 oder 30 Prozent Fett klingen doch sehr karg – nach Salat ohne Sauce und gedünstetem Magerfisch. Ob das auf Dauer zufrieden macht? Zumindest ist eine gewaltige Selbstdisziplin nötig, um dies längerfristig durchzuhalten.

 ## Forever young – mit Proteinmast funktioniert's auch nicht

Also dann muss noch was auf den Teller. Viel Eiweiß zum Beispiel. Das empfiehlt der Fitnessguru, »Foreveryoung«-Verfechter, Marathonläufer und Arzt Ulrich Thomas Strunz. Auch der Mediziner und Schwimmprofi Mark Warnecke propagiert eine eiweißbetonte Ernährung. Je nach Diät sollen mehr als ein Drittel der täglichen Kalorien in Form von magerem, eiweißreichem Hähnchenfleisch, Quark und Milch sowie Protein-Shakes gegessen werden. Üblicherweise werden rund 15 Prozent Eiweiß empfohlen.

Natürlich gibt es auch die entsprechenden Studien, die beweisen wollen, dass die Eiweißmast schlank macht.

Es könnte sogar klappen, denn Eiweiß sättigt besonders gut. Essen Testpersonen zu Mittag eine Mahlzeit, die fast zur Hälfte aus Protein besteht (43 Prozent Eiweiß bezogen auf die Gesamtmahlzeit), mampfen sie in den nächsten vier Stunden zwölf Prozent weniger Kalorien als diejenigen, die viele Kohlenhydrate zu sich nehmen.

Unter dem Motto: Steter Tropfen höhlt den Stein könnte es mit der Zeit also klappen mit dem Abnehmen. Zudem empfiehlt Strunz Vitaminpillen und ein Präparat namens L-Carnitin, das die Fettverbrennung ankurbeln soll. Auch soll der Abnehmwillige eine halbe Stunde jeden Tag joggen, am besten auf nüchternen Magen.

 ## Sättigungsbeilage Eiweiß ist kein Wundermittel

Sprechen weitere Studien dafür, dass die Suche nach der Idealdiät ein Ende hat? Eine zeigt: Nach einem eiweißreichen Drink mit 80 Gramm Eiweiß und 450 Kalorien aßen Versuchsteilnehmer bis zu fünf Stunden lang sogar 30 Prozent weniger als diejenigen, die eine kohlenhydratreiche Mahlzeit verputzt hatten.

Wer jetzt noch zweifelt, sollte das lesen: Erhalten Testpersonen zusätzlich zu einer ausgewogenen Mischkost, die helfen soll das abgespeckte Gewicht zu halten, 30 Gramm Eiweiß quasi als Sättigungsbeilage, dann nehmen sie in einem halben Jahr weniger zu als diejenigen, die keine Extraportion Eiweiß erhalten, berichtet die Fachzeitschrift »Ernährung heute«. Haben wir also tatsächlich die Diät fürs Leben gefunden? Doch da war doch was: Sollte man besser nicht zuuu viel Eiweiß essen?

 ## Zu viel Eiweiß macht Knochen mürbe

Genau. Nierenkranken und Menschen mit Gicht wird empfohlen, möglichst wenig Eiweiß zu verzehren. Auch für gesunde Frauen zeigen Studien: Essen sie jahrelang viel tierisches Eiweiß, bauen sie im Alter schneller Knochen am Oberschenkelhals ab. Dadurch steigt das Risiko einer Hüftfraktur, also eines Bruchs, so die Untersuchung mit 1035 Frauen, die »Ernährung heute« veröffentlichte.

Heute weiß man aber auch: Eiweiß hat auch positive Wirkungen auf den Knochen, da es die Aufnahme an dem Knochenzement Kalzium stimuliert

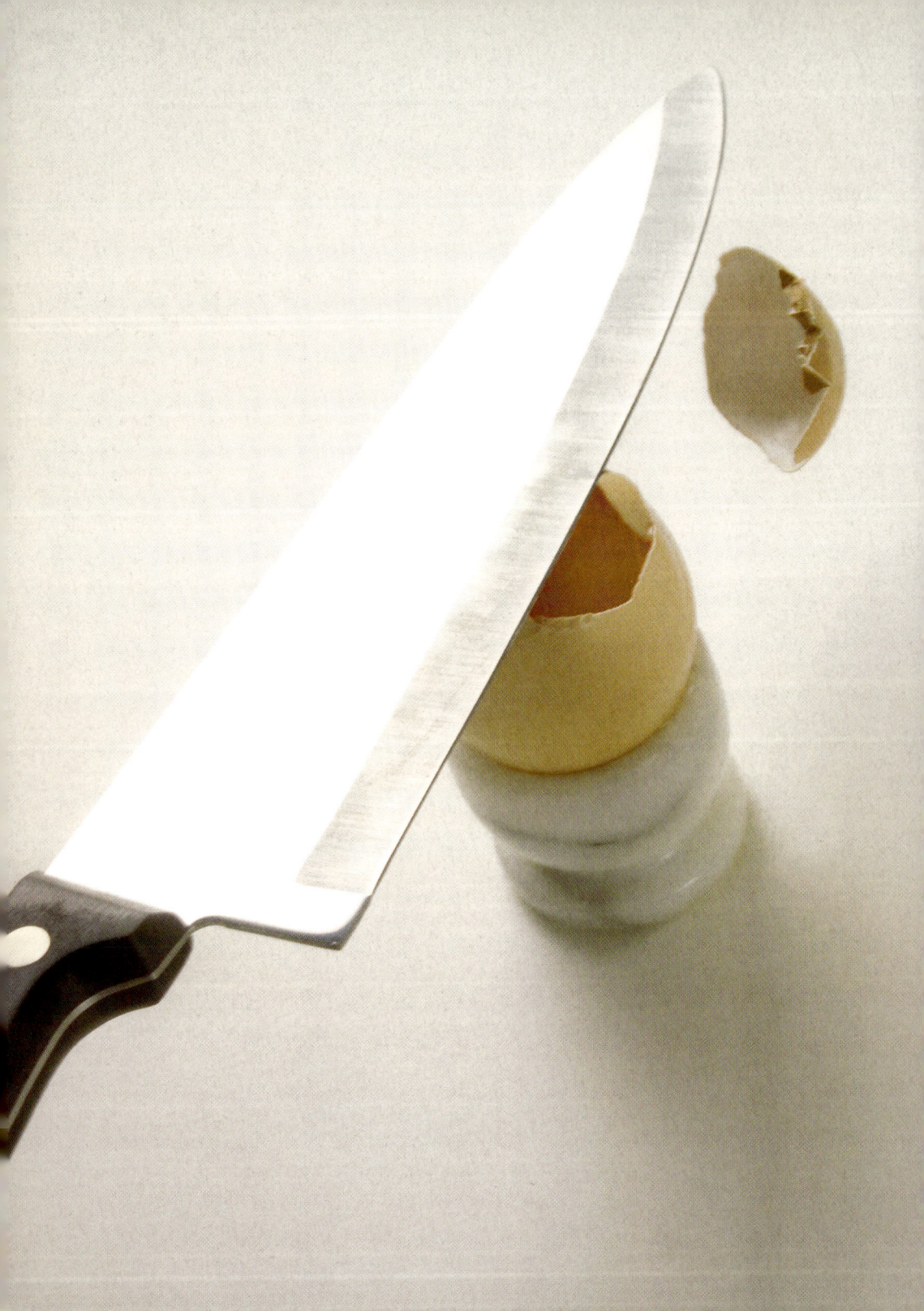

und auch die Bildung eines Stoffes begünstigt, der wiederum die Knochenentwicklung fördert. Es ist also wohl wieder eine Sache des Geschmacks, ob täglich große Mengen an Hähnchen, Quark, Soja oder sogar Eiweißpulver auf Dauer den Magen befriedigen oder er irgendwann nach Nudeln schreit.

39 Jede Diät lässt die Pfunde schwinden

Also wieder keine Non-plus-ultra-Diät. Bleibt nur die Erkenntnis, dass jeder für sich das passende Diätkonzept finden muss. Denn: Heute gilt es als erwiesen, dass jede Diät die Pfunde schwinden lässt – sofern man sich an die Vorschriften hält. So lautet das Fazit des Ernährungsforschers Michael Dansinger vom Tufts-New-England Medical Center in Boston, der 160 übergewichtigen Frauen und Männer über ein Jahr die Wirkung verschiedener Diäten testen ließ.

Die gute Nachricht: Die Tester verloren mit allen Kuren in etwa gleich viel Gewicht, ob nun wie bei Atkins viel Fett gegessen wurde, wenig Fettiges auf den Teller kam wie beim Weight-Watcher®-Konzept oder der sogenannten Ornish-Diät, oder viele Kohlenhydrate gegessen wurden. Jedoch brach fast jeder zweite Teilnehmer die Kur ab. Bei den extremen Diäten, eben Atkins oder auch der Ornish-Kur, schmissen die Teilnehmer am häufigsten das Handtuch. Das heißt nichts anderes, als dass extreme Essformen auf Dauer nix sind, auch wenn es anfangs ganz spannend sein mag, Lebensmittel zu trennen, Eiweißpulver zu schlucken oder abends auf Nudeln oder das Käsebrot zu verzichten. Nur was in den Alltag passt und Spaß macht, was uns zufriedenstellt, funktioniert – auch länger. Und schon der gesunde Menschenverstand sagt ja, dass das weder Eier und Speck ohne Ende noch täglich Hähnchen, Nudeln oder Pfannkuchentorte bis zum Abwinken sein können.

40 Nur Abnehmprogramme helfen

Ein Abnehmprogramm, mit dem man allein, wie bei den Weight Watchers in einer Gruppe oder zunehmend auch übers Internet peu à peu und in vielen Schritten lernt, weniger zu essen und ungesunde Gewohnheiten in den Griff zu bekommen, könnte das helfen? In diese Richtung gehen die Angebote der Krankenkassen, Ernährungsgesellschaften, Volkshochschulen und Verbraucherberatungsstellen.

Hier will keiner den Stoffwechsel manipulieren, sondern es geht ums Ganze: also ums Essen, um genügend Bewegung und ums Ernährungsverhalten, an dem immer etwas geändert werden muss, wenn auf Dauer Konfektionsgröße 40 passen soll.

41 »Friss die Hälfte« macht krank

Die meisten Diäten ändern nicht langfristig etwas an unserem Verhalten. So scheitert auch irgendwann der Trick, von allem weniger zu essen. FdH, zu Deutsch »Friss die Hälfte«. Übrigens der Deutschen liebste Abspeckmethode. Fast 56 Prozent haben es damit im Jahr 2006 probiert, wie eine Umfrage der GfK-Marktforschung bei 2039 Verbrauchern ergab. Vor allem vor der Bikinisaison ist dies ein beliebtes Verfahren, sich strandtauglich zu hungern. Klingt simpel, hat aber einen Haken. Oder besser zwei. Oder drei.

Zum einen knurrt ständig der Magen, da man nicht richtig satt wird – Heißhunger ich komme! Außerdem ist das Ganze regelrecht ungesund. Weil die Abspecker nicht nur 50 Prozent weniger Nährstoffe bekommen, sondern auch nur die halbe Menge lebenswichtiger Vitamine, Mineralstoffe und Spurenelemente. Wenn also sogar prominente Ernährungsmediziner behaupten, FdH sei eine einfache, effiziente Methode zum Abnehmen, basiert dies bestenfalls auf Unwissenheit – oder es ist im schlimmsten Fall schlichtweg gelogen.

42 Crash-Diät speckt Muskeln ab

Und wie bei jeder Crash-Kur, heißt sie nun »FdH« oder auch Ananas-, Eier-, Zitronen- oder Kartoffelkur, endet, was mit Lust begann, oft im Frust. Denn das schnelle Abnehmen macht auf Dauer nicht schlank, sondern – wir haben es geahnt – dick. Mit dem Abspecken geht es nämlich nicht nur dem Fett an den Kragen, sondern auch dem Eiweiß im Körper.

Wer zehn Kilo abspeckt, bei dem schwinden neben sieben Kilo Fett auch drei Kilo eiweißreiche Muskelmasse. Und hier liegt das Problem. Zum einen wird Eiweiß dringend zum Aufbau von Zellen aller Art benötigt. Zum anderen ist es nicht die Fett-, sondern die Muskelmasse, die überschüssige Kalorien verfeuern kann. Je mehr Muskeln wir haben, desto höher wird der Energiebedarf. Wird also energiefressende Muskulatur abgespeckt, brauchen wir unter dem Strich noch weniger Kalorien. Und müssen uns beim Essen noch mehr beschränken. Andernfalls werden überschüssige Kalorien wieder als Fett eingebaut – das Körpergewicht steigt. Bei der nächsten Diät geht es wieder runter, danach rauf – genau wie bei einem Jojo. Darum heißt diese Prozedur auch Jojo-Effekt, den viele Frauen kennen und fürchten gelernt haben, die schon mehrmals eine Diät gemacht haben.

43 85 Prozent der Dicken werden durch Diät dicker

Die Sache mit dem schnellen Abnehmen hat aber noch einen Haken: Wird dem Körper das Essen vorenthalten, arbeitet er auf Sparflamme. Die erforderliche Energie wird aus den Fettdepots freigesetzt, das Gewicht sinkt. Prima, Ziel erreicht. Doch auch der sogenannte Grundumsatz wird gedrosselt, die Energie also, die der Körper fürs Funktionieren aller Organe im Ruhezustand benötigt.

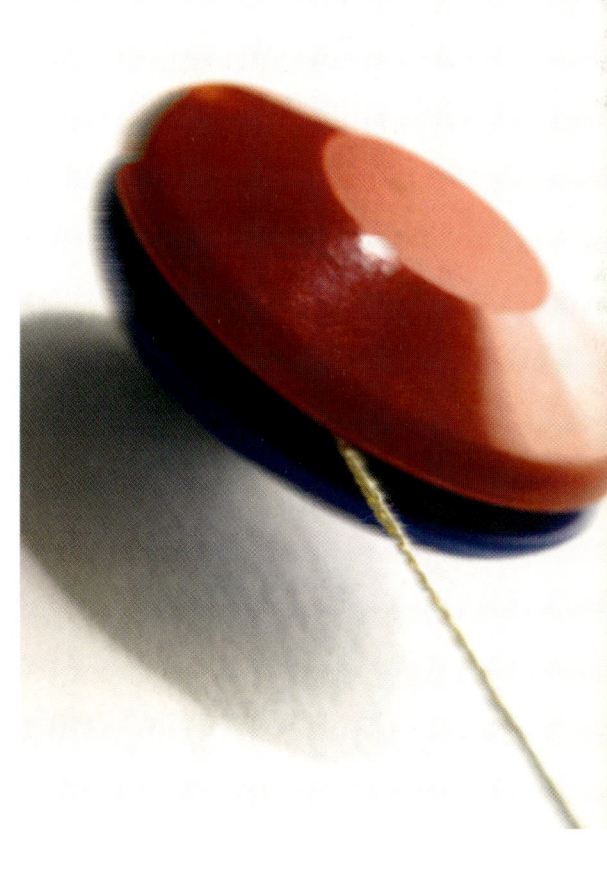

Denn er ist äußerst schlau. Wo nichts zu holen ist, macht der Körper erst mal halblang. Essen wir nun eine Zeitlang weniger und dann irgendwann wieder so viel wie vor der Diät, misst der Körper den Bedarf am abgespeckten Energieumsatz. Und alles, was darüber hinaus gefuttert und nicht verbraucht wird, landet als Speckpolster auf den Hüften. Und zwar mit der Zeit immer mehr, da der Brenner mit jeder Diät weiter heruntergefahren wird. Studien zeigen, dass 85 Prozent der diätenden, stark Übergewichtigen nach drei bis vier Jahren wieder so dick ist wie zuvor, oder noch dicker.

Jojo-Effekt ist kein unabwendbares Schicksal

Die gute Nachricht: Der sogenannte Jojo-Effekt ist kein unabwendbares Schicksal, meint der Göttinger Ernährungspsychologe Volker Pudel, der sich seit Jahren damit beschäftigt. In einem Versuch ließ er Probanden dreimal zwei Wochen lang eine Diät durchführen. Jedoch mit jeweils einer Unterbrechung von vier Wochen. Ergebnis: Der Grundumsatz war am Ende der Diät zwar stets verringert. Doch in der Diätpause von vier Wochen, in der die Probanden normal essen durften, hatte er sich wieder normalisiert.

Das heißt also: Wer sich Zeit nimmt mit dem Abnehmen, und immer mal eine Pause einlegt, kann das neue Gewicht auch halten. Die ungemütliche Nachricht: Dauerhaft schlank zu werden ist keine Sache von zwei, drei Wochen, sondern ein längerfristiges Vorhaben, an dem man richtig arbeiten müsse, sagt der Ernährungswissenschaftler Joachim Westenhöfer von der Fachhochschule Hamburg. Dass sogar eine »lebenslange Betreuung« notwendig sei, betonte der Arzt Gerhard Harry Scholz auf einer Ärzteveranstaltung zum Thema Übergewicht. Wer auf Dauer abnehmen möchte, muss einen langen Atem mitbringen und am eigenen Lebensstil etwas ändern. Sonst ist Frust angesagt.

 ## Krebskrank durch Jojo-Effekt

Dass der Jojo-Effekt auch krank machen kann, zeigt eine US-Studie mit 114 übergewichtigen älteren Frauen des Krebsforschungszentrums und der Universität von Washington, die zu ihren Diätgewohnheiten in den vergangenen 20 Jahren befragt und auch körperlich untersucht wurden.

Ergebnis: Bei Frauen, die mehr als einmal fünf Kilo und mehr abgespeckt hatten, fanden sich nachweislich weniger Killerzellen im Blut als bei denjenigen, die keine oder selten eine Diät gemacht hatten, so Studienleiterin Cornelia Ulrich. Mit jedem Gewichtsverlust wurden die Körperabwehrzellen träger. Ein Mangel an Killerzellen aber fördert Infekte, und auch Krebserkrankungen haben eher eine Chance. Spätestens mit diesem Wissen sollten die Alarmglocken läuten.

Auch Stars sind nicht gottgegeben schlank

Ein Blick in die Diät-Foren im Internet zeigt: Vielen Frauen ist klar, dass Crash-Diäten nichts bringen. Trotzdem scheuen viele Damen keine Methode, um schlank wie Jennifer Aniston, Gwyneth Paltrow oder Pamela Anderson auszusehen. Auch wenn die, nur nebenbei gesagt, auch nicht gottgegeben rank und schlank sind, sondern hart für die schlanke Linie kämpfen. »Ich aß jeden Tag merkwürdiges gesundes Zeug, ging zum Sport, machte Yoga und verbot mir Zucker und Weizen«, gesteht Schauspielerin Paltrow in »Gala«. Kollegin Anderson putzt sich immer die Zähne, bevor sie in die Küche geht. »Das nimmt das Hungergefühl«.

Wie sehr sind Frauen eigentlich bereit, sich für die schlanke Linie zu verblöden? Wie viel Zeit wird investiert, um die Taille einige Millimeter (oder Zentimeter) schmaler zu kriegen? Und wie sehr riskieren sie ihre Gesundheit, nur um sich in Konfektionsgröße 38 oder 36 oder 34 zu zwängen?

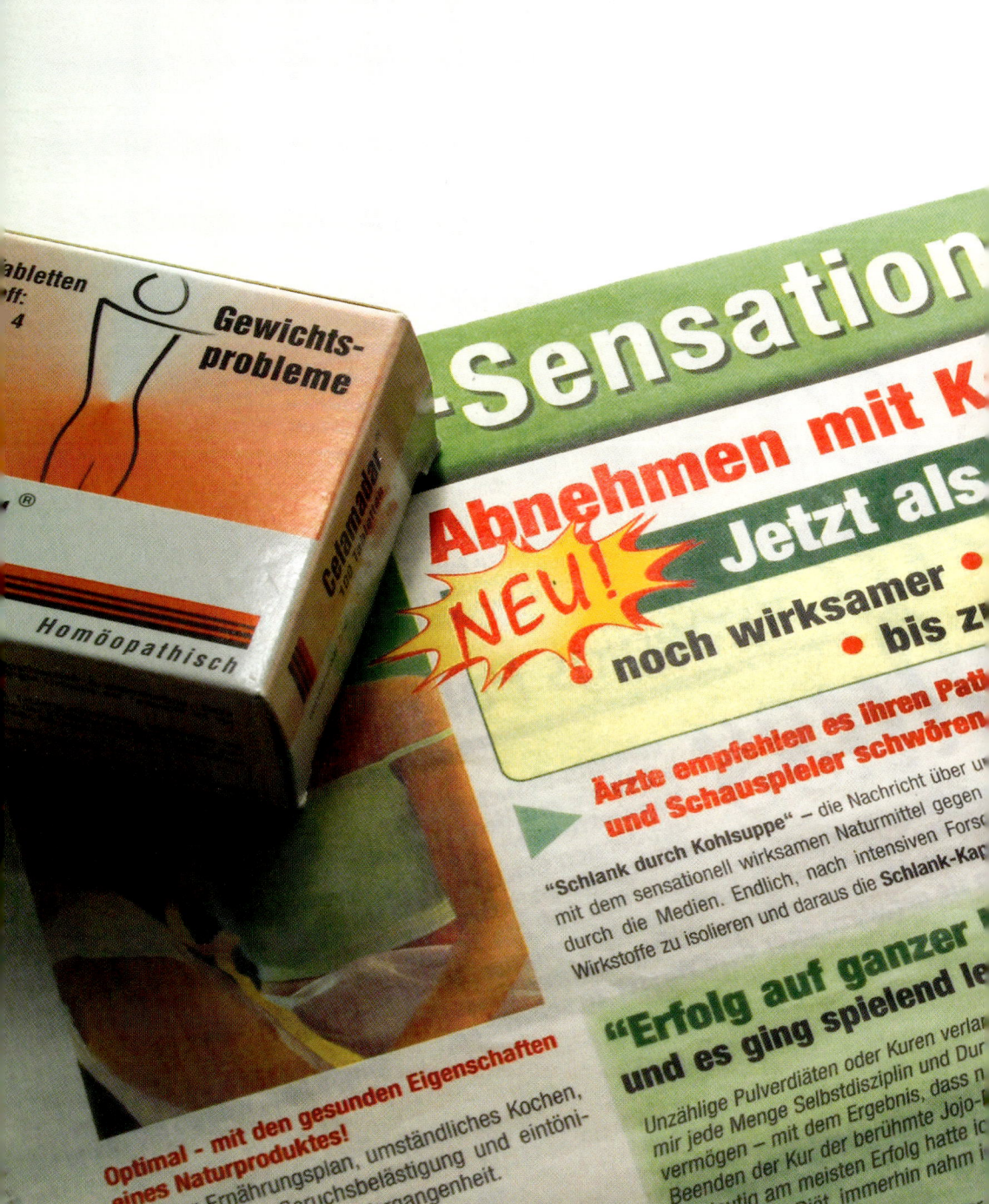

abletten
ff: 4

**Gewichts-
probleme**

® Cetamadar

Homöopathisch

...Sensation
Abnehmen mit K

Jetzt als

NEU!

noch wirksamer • • bis z

**Ärzte empfehlen es ihren Patie
und Schauspieler schwören**

► "Schlank durch Kohlsuppe" – die Nachricht über u
mit dem sensationell wirksamen Naturmittel gegen
durch die Medien. Endlich, nach intensiven Forsc
Wirkstoffe zu isolieren und daraus die **Schlank-Ka**

"Erfolg auf ganzer
und es ging spielend le

Unzählige Pulverdiäten oder Kuren verlan
mir jede Menge Selbstdisziplin und Dur
vermögen – mit dem Ergebnis, dass n
Beenden der Kur der berühmte Jojo-
Eindeutig am meisten Erfolg hatte i
Kohlsuppen-Diät, immerhin nahm i
einer Woche 5 kg ab.
Die zweite Woche allerdings war
ganze Wohnung stank scho
kam, war es vorführe

**Optimal – mit den gesunden Eigenschaften
eines Naturproduktes!**
Strenger Ernährungsplan, umständliches Kochen,
Kalorienzählen, Geruchsbelästigung und eintöni-
ger Geschmack ist jetzt Vergangenheit.

...ist es soweit!
...pen-Schlank-Kapsel enthält
...toffe in so hochkon-
...dreimal so
...pe!

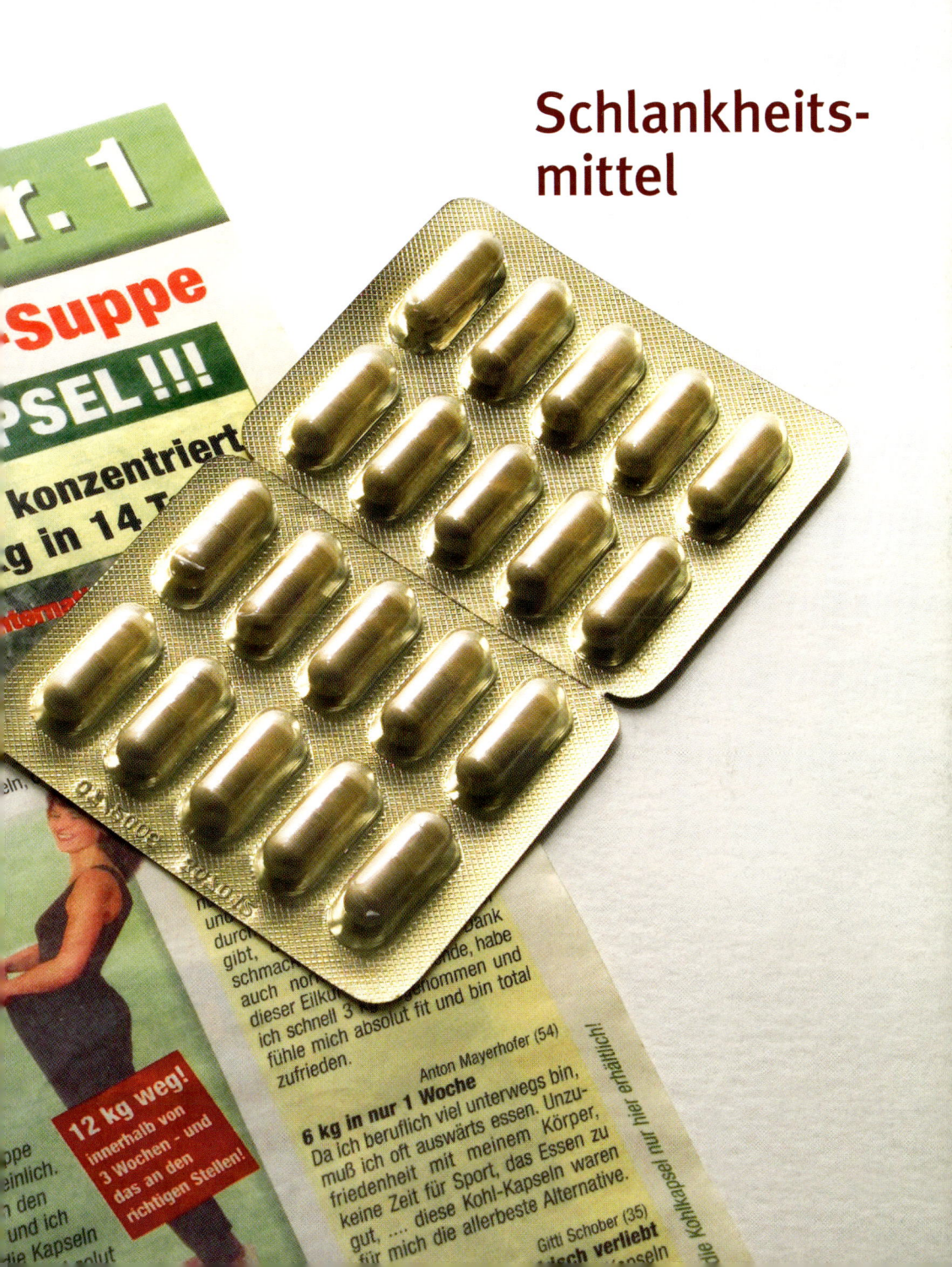

Schlankheits-mittel

...r. 1

...Suppe

...PSEL!!!

konzentriert...

...g in 14 T...

...ternal...

12 kg weg!
innerhalb von
3 Wochen - und
das an den
richtigen Stellen!

...ppe
...einlich.

...den
...und ich
...die Kapseln
...olut

...eln,

...n
und... Bank
durch... habe
gibt,
schmack...
auch nor...
dieser Eilku... genommen und
ich schnell 3... fühle mich absolut fit und bin total
fühle mich absolut fit und bin total
zufrieden.

Anton Mayerhofer (54)

6 kg in nur 1 Woche
Da ich beruflich viel unterwegs bin,
muß ich oft auswärts essen. Unzufriedenheit mit meinem Körper,
keine Zeit für Sport, das Essen zu
gut, ... diese Kohl-Kapseln waren
für mich die allerbeste Alternative.

Gitti Schober (35)

...sch verliebt

...le Kohlkapsel nur hier erhältlich!

Warum Diätpillen nichts bringen und manches Präparat richtig heikel ist

Wer bei Google den Begriff Schlankheitsmittel eingibt, landet 79000 Treffer. Gerade das Internet ist eine Fundgrube für Abnehmpillen aller Art. Aber auch in Apotheken, Drogerien und Reformhäusern werden Präparate angeboten, die den Body rank und schlank machen sollen. Mit zweifelhaftem Nutzen. Mal sind es Fruchtfasern oder Ballaststoffe, die im Magen aufquellen und so den Appetit nehmen sollen, mal sind es spezielle Fette, die versprechen, schlank statt dick zu machen.

Medikamente, die der Arzt verschreiben muss, greifen sogar gezielt ins Körpergeschehen ein, indem sie den Hunger dämpfen. Diese Hämmer gibt es darum nur auf Rezept. Im besten Fall sind all diese Abnehmpillen wirkungslos. Doch manche machen depressiv und abhängig.

Das Internet ist Umschlagplatz für Diätmittel aller Art

Wenn's mit FdH oder Diäten nicht klappt, sind da noch die Schlankheitsmittel. Fast 100 verschiedene Abnehmpillen und Pulver listet die Verbraucherzentrale Hamburg in ihrer aktuellen Schlankheitsmittel-Übersicht auf. Von Abführmitteln über Fettbinder und Sattmacher bis hin zur Zitronenkur scheint es nichts zu geben, was es nicht gibt.

Genau 97 Millionen Euro gaben die Deutschen im Jahr 2006 allein für Präparate aus Apotheken, Drogerien, Verbraucher- und Supermärkten aus. Doch das ist längst nicht alles. Ein Teil der Präparate wird über den Versandhandel gekauft, sagt Pressereferentin Gisela Maag vom Marktforschungsunternehmen IMS Health in Frankfurt, das den schlanken Markt ständig sichtet. Sprich: über das Internet. Die Ausgaben für Schlankmacher sind also um ein Vielfaches höher als das, was in den Geschäften umgesetzt wird. Denn das Internet schläft nicht.

Allgemeine Geschäftsbedingungen – gibt's meist nicht bei Internetware

Insbesondere im Internet scheint der Konsum so leicht. Einfach per Mausklick das Präparat bestellen, und schon bald flattert die schlanke Linie ins Haus. Es kann ja nichts schief gehen. Bezahlt wird meist per Nachnahme, bei Unzufriedenheit gibt's das Geld zurück.

Allerdings: Allgemeine Geschäftsbedingungen, in denen verbindlich steht, wie das läuft mit dem Einkauf und der Rückgabe, existieren oftmals nicht oder sind nur schwer zu finden. Auch verschwinden die Firmen in der Weite des Internets oft auf Nimmerwiedersehen, nachdem sie ein paar Monate lang ein Abnehmpräparat erfolgreich verscherbelt haben. Denn sie wissen eins genau: Dass ihre Pillen und Pülverchen unwirksam sind. Seit Jahren warnen die Verbraucherberatungen vor dem Internet-Geschäft mit den Pfunden. Auch in den einschlägigen Web-Foren selbst mehren sich die Warnungen vor Betrügern, die mit Schlankheitsmitteln Geld abzocken wollen.

»Ich warte seit Monaten auf mein Geld«, schreibt eine Frau im Internet, die die Packung eines Abnehmpräparates zurückschickte, nachdem es sich als unwirksam erwiesen hatte. »Fall nicht auf diese Firma rein«, sagt eine andere, die auch schlechte Erfahrungen mit dem Anbieter eben dieses dubiosen Abnehmmittels gemacht hatte.

Jede Sechste schluckt Schlankmacher

Obwohl schon der gesunde Menschenverstand einem sagt, dass eine Abnehmpille allein nicht schlank machen kann, fallen genug Kundinnen darauf herein. 14 Prozent derjenigen, die abnehmen wollen, haben schon Schlankmacher wie Hungerbremsen und Fatburner ausprobiert, ergab eine Online-Umfrage der »Stiftung Warentest«, an der sich 3000 Personen beteiligten.

Es scheint also fast genauso verlockend zu sein, eine Schlank-mach-Pille einzuwerfen oder ein Abnehmpulver anzurühren wie sich zum Beispiel mit Trennkost dünn zu essen. Zur Erinnerung: Das haben rund 13 Prozent schon mal ausprobiert. Es scheint ja auch so easy: Pille nehmen, so essen wie bisher und dabei noch abnehmen. Ganz ohne den inneren Schweinehund!

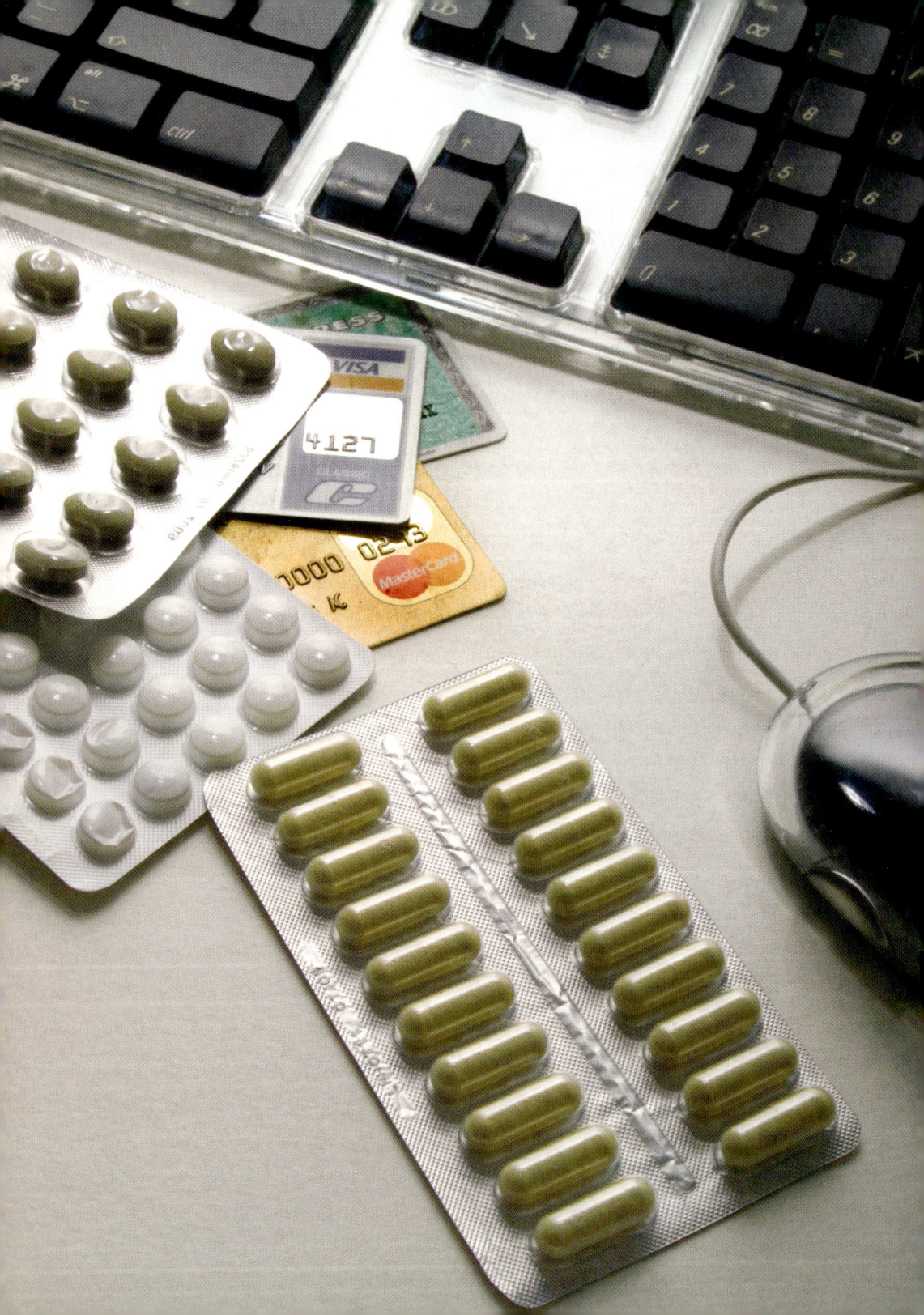

Abführmittel erleichtern nur den Darm, nicht die Linie

Fangen wir bei A wie Abführmittel an. Die werden auch zum Abspecken benutzt: »Hallohallo, wer von euch kennt gute Abführmittel, von denen man abnehmen kann und die schnell wirken«, fragt Sandra in einem Medizin-Forum im Internet. Was Sandra glaubt, meinen auch andere Frauen: dass abführende Stoffe beim Abspecken helfen. Der Gedanke dahinter: Wird das Essen ruckzuck durch den Darm geschleust, werden auch weniger Kalorien aufgenommen.

In den Präparaten stecken zum Beispiel sogenannte Anthranoide aus Sennes-blättern und -früchten, Faulbaumrinde, Rhabarberwurzel, Aloe Vera oder auch chemische Wirkstoffe wie Bisacodyl, Natriumpicosulfat und Phenolphthalein, Substanzen also, die den Stuhl verflüssigen und ihn als Durchfall in die Toilette befördern. Doch das Ganze hat einen Haken: Die Verdauung der Nahrung findet nicht im Dickdarm statt, wo Abführmittel erst wirken, sondern im Dünndarm, also schon früher. Anders gesagt: Wenn Sennesblätter und Faulbaumrinde aktiv werden, haben Fett und Co. sich schon längst ihren Weg in den Körper gebahnt. Blanker Unsinn also.

Dauerdurchfall statt dauerhaft schlank

Darum wird man auch nicht fündig, wenn man sich auf die Suche nach Studien macht, die die Wirksamkeit von Abführmitteln zum Abnehmen belegen. »Man verliert lediglich Wasser«, sagt der Pharmakologe und Öko-Test-Berater Manfred Schubert-Zsilavecz von der Goethe-Universität Frankfurt in »Öko-Test-Magazin«.

Wer ständig Durchfall provoziert, riskiere vielmehr einen saftigen Kali-ummangel. Und der führt dann wieder zu Verstopfung. Bei großen Verlusten an Mineralstoffen kann es auch zu Herzrhythmus-Störungen kommen. Nicht zuletzt gewöhnt sich der Darm an die Abführpillen, er braucht sie irgendwann ständig – oder es sind Dauersitzungen auf dem stillen Örtchen nicht zu vermeiden. Auch wenn es ja immer irgendetwas gibt, für die die Zeit zum Lesen fehlt, auf der Toilette muss man dafür nicht sitzen.

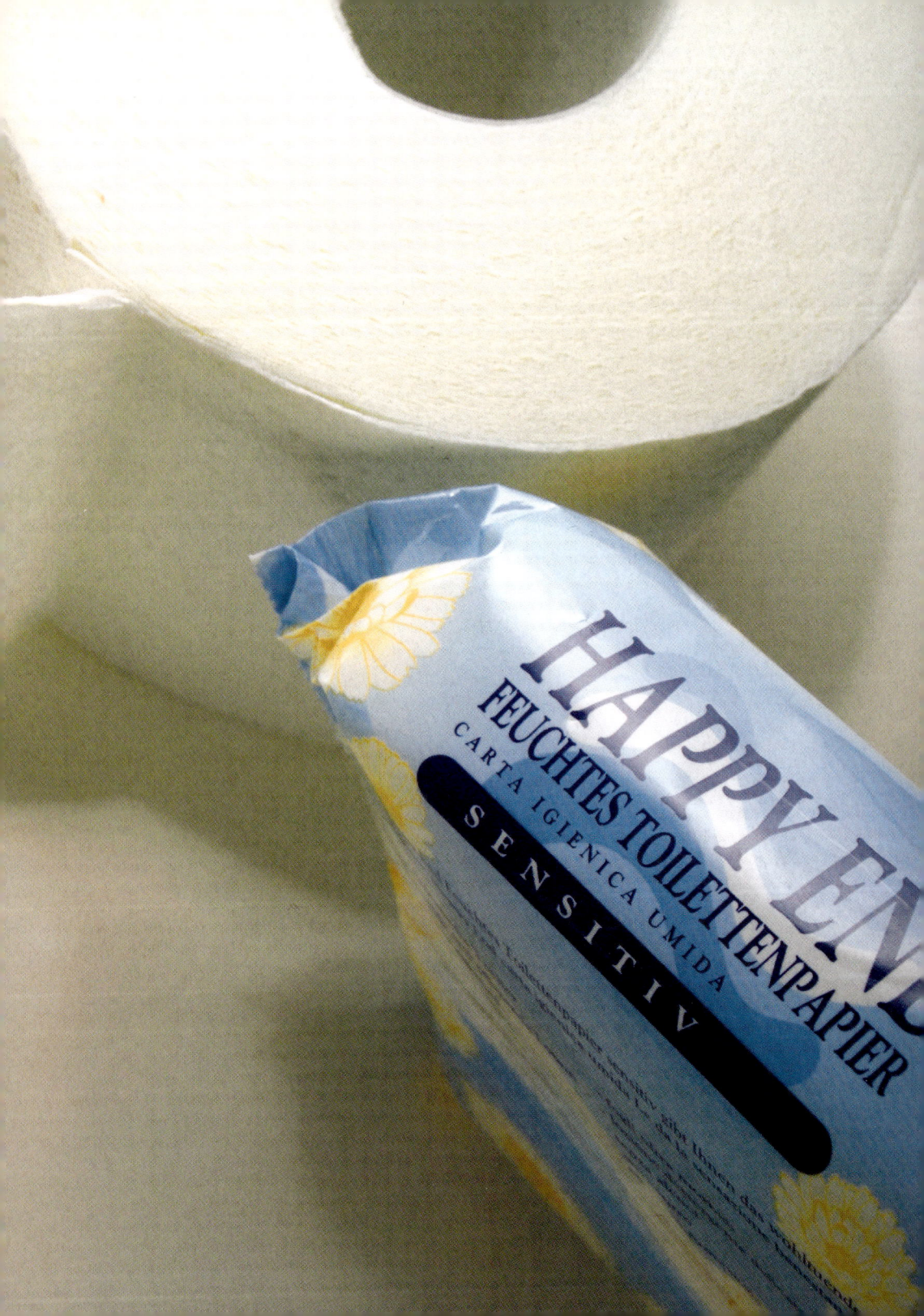

Entwässerungsmittel machen leichter, nicht schlanker

Keinen Deut besser beurteilt »Öko-Test« Entwässerungsmittel. Sie sind an sich für Menschen bestimmt, die unter Wassereinlagerungen im Gewebe leiden und dadurch dicke Beine oder geschwollene Gelenke haben. Wie auch Abführmittel werden diese Mittel zum Abnehmen zweckentfremdet.

Damit sollen »in drei Tagen drei Pfund« schwinden, behauptet die Werbung.

Tatsächlich wird aber kein Gramm Fett abgebaut, sondern nur jede Menge Wasser ausgepinkelt. Das erleichtert zwar auch etwas, einfach deshalb, weil auch Wasser wiegt. Doch nachhaltig ist der Erfolg nicht. Erst wenn das Körperfett schwindet, vermindert sich auch das Gewicht. Doch das schaffen die Pinkelpillen nicht. Um 1 Kilo abzunehmen, müssen 7000 Kalorien beim Essen gespart werden.

Gefährliche Abführpillen sind im Internet problemlos erhältlich

Das weiß auch das Berliner Bundesinstitut für Arzneimittel und Medizinprodukte und erließ darum vor fast zehn Jahren Beschränkungen für Abführmittel. Das Werben mit der abnehmenden Wirkung wurde verboten, ebenso Großpackungen, die zur längerfristigen Anwendung verführen.

Ein Blick ins Internet zeigt aber: Großpackungen mit mehreren hundert Dra-

gees sind dort problemlos erhältlich. Das Internet ist so weit und tief, dass die Firmen den Behörden ein Schnippchen schlagen. Unter dem Motto: Wir machen, was wir wollen. Aber was wird Sandra (Seite 61) geraten? »Überleg dir gut, was du mit deinem Körper machst. So ein Schuss kann leicht nach hinten losgehen.« Recht haben die Ratgeberinnen. Nur ob der Rat erhört wird von Sandra, ist die Frage.

Appetithemmer für ganz Dicke schlucken auch Dünne

Seriöser wirken da Abnehmmedikamente, auch Appetitzügler genannt.

Schließlich werden sie vom Arzt verschrieben. Sie sollen, wie der Name schon sagt, den Hunger dämpfen. Neuestes Mittel in diesem Reigen ist Acomplia®, das seit September 2006 in Deutschland auf dem Markt ist (und in weiteren 37 Ländern). Es setzt in einer Region im Gehirn an, die besonders empfänglich für den Spaß am Essen und Trinken ist, aber auch für andere Genuss-Dinge wie etwa das Rauchen.

Bei Menschen, die ständig Appetit haben, ist diese Region vermutlich besonders leicht erregbar. Die Abnehmpille führt darum zur Blockade des Cannabinoid-Systems, eben der Mmm-lecker-schmeckt-nach-mehr-Region im Gehirn und sorgt somit dafür, dass der Appetit unterdrückt wird. Einnehmen dürfen Acomplia® aber nur sehr dicke Menschen mit einem Body-Mass-Index von 30 (Seite 21) oder – wenn das Übergewicht mit Risiken wie Bluthochdruck oder Diabetes einhergeht – auch etwas weniger Beleibte.

 ## 55 Schlankmacher machen schön, schlank – und depressiv

Das Ganze scheint zu klappen. Tatsächlich speckten Übergewichtige in zweijährigen Studien im Schnitt zwischen vier und sechs Kilogramm ab im Vergleich zu Personen, die ein Scheinmedikament (Plazebo) erhalten hatten. Der Knackpunkt: Sie hielten das niedrigere Gewicht nur so lange, wie sie auch die Tabletten einwarfen. Wurden sie abgesetzt, waren die Kilos, schwups, wieder drauf. Das ist auch kein Wunder. Anders zu essen lernt man nicht mit einer Pille.

Und es kam noch dicker: Einige Testpersonen litten unter Übelkeit, Schwindel, Erbrechen und erlebten eine gewisse Benommenheit. Andere bekamen Angstzustände und klagten unter depressiven Verstimmungen wie sie bei chemischen Appetithemmern üblich sind. Auch wenn der Zeitraum, in dem Erfahrungen mit Acomplia® gemacht wurden, noch zu kurz ist, um zu einer abschließenden Bewertung zu kommen. Die Hinweise, dass es nicht das Mittel der Wahl ist, mehren sich.

 ## 56 Nebenwirkung: Psychose und Suizid

Die Berater der amerikanischen Arzneimittelbehörde FDA zeigten der Abnehmpille kürzlich die rote Karte.

Alle 14 Gutachter stimmten gegen die geplante Zulassung von Zimulti®, wie Acomplia® in den USA heißt. Begründung: Das Mittel könne bei Übergewichtigen die Anzahl psychischer Störungen wie Selbstmordgedanken und Depressionen erhöhen. Selbst Hersteller Sanofi-Aventis hatte ein erhöhtes Risiko für Selbstmord unter der Einnahme der Sattmacherpille eingestanden. In Studien mit insgesamt 15000 Frauen und Männern hatten sich zwei Menschen unter der Abnehmpille das Leben genommen.

Das kann natürlich Zufall sein. Doch führte das Mittel in den Studien auch häufiger zu psychiatrischen Störungen als ein Scheinmedikament. Das war kein Zufall. Es kann also sein, dass, wer mit der Abnehmspille abspeckt, zwar rank und schlank wird, aber der Arbeit Lohn nicht mehr genießen kann: weil er in Depressionen verfallen ist oder weil gar sein (oder ihr) letztes Stündlein geschlagen hat.

57 Industrie drückt gnadenlos verbotene Schlankmacher durch

Dabei hätte man wissen müssen, dass Pillen, die am Hirn drehen, heikel sind. Seit Jahren sind diverse Appetitbremsen auf dem Markt, die in den Gehirnstoffwechsel eingreifen. Wirkstoffe wie Sibutramin (Reductil®), Amfepramon, Norpseudoephedrin, Mefenorex und Phenylpropanolamin wirken, wenn auch mit einem anderen Mechanismus, ebenfalls auf das Sättigungszentrum und dämpfen so den Hunger. Auch sie haben gravierende Nebenwirkungen wie Bluthochdruck und Herzrasen und können zudem abhängig machen.

Einige Wirkstoffe wurden darum schon vor Jahren vom Bundesinstitut für Arzneimittel und Medizinprodukte in Berlin verboten. Amfepramon, Mefenorex und Norpseudoephedrin hatten zu Veränderungen an den Herzklappen, zu einem lebensbedrohlichen Lungenhochdruck, Herzrhythmus-Störungen und Abhängigkeit geführt. Weil die Hersteller genügend Druck auf die Behörde ausübten und die Entscheidung nicht EU-konform war, sind heute viele Appetitzügler wieder am Markt, wenn auch mit entsprechenden Warnhinweisen ausgestattet und mit einer Beschränkung in der Anwendungszeit. Doch damit werden die Pillen nicht harmloser. Auch kann sich heute jeder, der nur will, fast jedes Medikament im Internet über eine der internationalen Apotheken besorgen.

»Rein pflanzlich« ist genauso schlimm wie mit »Chemie«

Gerade übers Internet werden abnehmwillige Frauen und Männer mit unsinnigen oder gar gefährlichen Abnehmpräparaten verführt. Immer häufiger wird dabei auf Natur pur gemacht. Besonders aktiv ist derzeit die niederländische Firma LiDa, die eine Reihe von »rein pflanzlichen« Schlankmachern anbietet.

Deren Ursprung soll in China liegen, weshalb sie so fernöstliche Namen tragen wie Meizitang®, Miaozi®, Darling®, Lida Dai Dai Huang® oder DaLi®. Und sie wirken auch wie direkt aus Asien importiert, schon sprachlich gesehen: »Lida Dai Dai Huang® enthält die Kokos Pflanze sowie reich an grünen Pflanzen, die in die Provinz Hjujan in China wächst. Seit Hunderten von Jahren war es verwendete Mittel zur Verringerung von Fettablagerungen«, heißt es. Was nun genau die Pille ausmacht und wie sie wirkt erfährt man jedoch nicht.

 ## Mit asiatischen Abnehmpillen herzrasend schnell abspecken

Wenig appetitlich ist allerdings, was »Stiftung Warentest« herausfand, als sie 16 Schlankheitsmittel aus dem Internet unter die Lupe nahm. Die Analyse von vier asiatischen Präparaten ergab: In allen Pillen steckte der süchtig machende Wirkstoff Sibutramin, der auch in dem hiesigen, verschreibungspflichtigen Arzneimittel Reductil® enthalten ist. Teils jedoch in fast doppelt so hoher Menge. »Schon eine geringe Dosis kann zu Herzrasen und erhöhtem Blutdruck führen«, schreibt Stiftung Warentest. Was wieder zeigt: Das Werbegeplänkel für die fernöstliche Abnehmmedizin verschleiert komplett, dass es sich hier um richtige Hämmer handelt, die für Herzkranke lebensgefährlich sein können.

 ## Die Partydroge Ephedrin steckt auch in Schlankmachern

Überhaupt scheint es im Internet vieles zu geben, das in Apotheken nicht ohne weiteres über den Tresen kommen dürfte, wie »Warentest« zeigt. Mittel mit dem Wirkstoff Ephedrin etwa. Der Stoff regt zwar den Stoffwechsel an

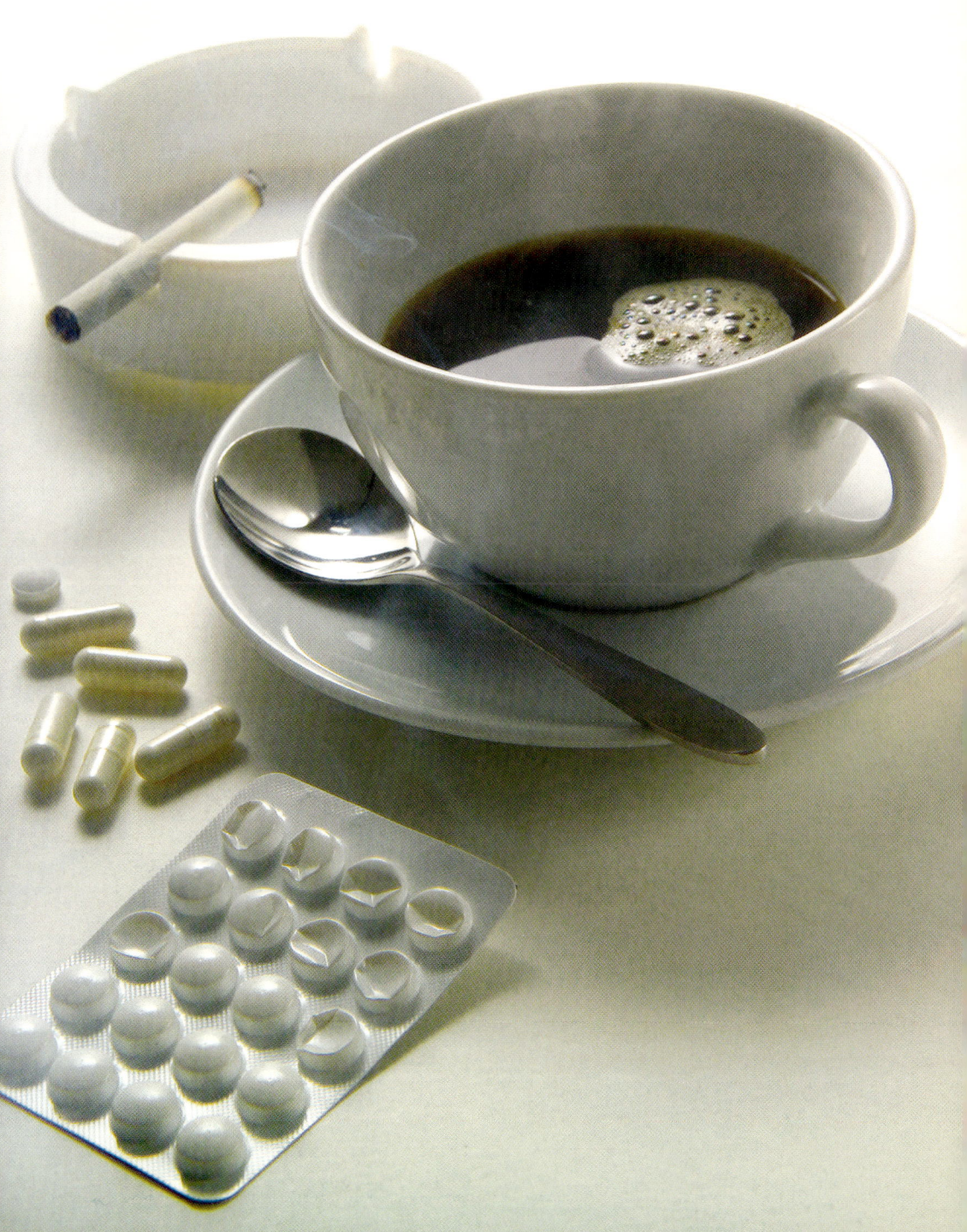

und kann ein bisschen beim Abnehmen helfen. Doch die Kehrseite der Medaille ist, dass Ephedrin auch ein suchterregendes Potenzial hat, zu Schlaflosigkeit, Herzrasen, Schweißausbrüchen und in einzelnen Fällen auch zum Tod führt. In der Drogenszene ist Ephedrin nicht unbekannt – als natürliches Ecstasy (natural oder herbal XTC), weil es den Bewegungsdrang erhöht und Schüchterne locker-flockig macht. In Internetforen wird davor gewarnt, dass **Ephedrin einen positiven Drogentest verursachen kann**, was nichts anderes heißt, als dass es sich um ein hammerhartes Zeug handelt.

Besonders heikel wird's, wenn auch noch Koffein drin ist, das die Kilo-weg-Wirkung noch verstärken kann. Teils steckt in den Pillen das Koffein von zehn (!) Tassen Kaffee, so »Test«. Diese Menge kann Herzrhythmusstörungen verursachen. Manche Schlankmacher waren fragwürdigerweise auch noch mit Azetylsalizylsäure versetzt, das von Kopfschmerzmitteln wie »Aspirin« bekannt ist. Und was der pflanzliche Stoff Yohimbin darin soll, ist auch die Frage: Er steigert die Potenz, was über einen Umweg vielleicht noch Sinn macht: Pro Beischlaf werden rund 250 Kalorien verbraucht.

61 Aus alten werden oft neue sensationelle Schlankheitsmittel gestrickt

Frei verkäuflich sind Ephedrin und Co. nicht. Wegen illegaler Geschäfte belangt werden die Anbieter trotzdem meist nicht. Denn die Weite des Internets ermöglicht **den Behörden kaum, sie zu fassen**. Die Firmen wechseln einfach alle paar Monate oder Wochen die Bezugsadresse, der Produktname und auch die Website werden geändert und schon erstrahlt das Ganze in neuem Glanz und lockt abnehmwillige Kundinnen an.

62 Darmschäden dank Jojobasamen

Nicht nur die Lida-Leute werben mit der grünen Note. Kürzlich warnte das Berliner Bundesinstitut für Risikobewertung vor Appetithemmern mit Jojobasamen aus dem subtropischen Jojobabaum. Die darin enthaltenen Stoffe Simmondsin und Jojobawachs sollen Tierversuchen zufolge den Hunger dämpfen. Zugleich sind sie, wie ebenfalls Tierversuche zeigen, keinesfalls harmlos. Bereits in geringer Menge lagern sich die Wirkstoffe in den Darmzellen ein, zerstören sie und schädigen damit die Darmfunktion.

Dennoch werden die Präparate munter über das Internet vertrieben. Was wieder zeigt, wie skrupellos die Anbieter sind. Da füttert man Ratten mit einem Stoff, stellt fest, dass sie dadurch weniger Hunger haben, und bastelt flugs ein Abnehmmittelchen daraus. Zwar sind Tierversuche nicht unbedingt auf den Menschen übertragbar. Doch das stört keinen großen Geist – Hauptsache das Zeug bringt Geld und macht auch ein bisschen schlank. Dass Jojobasamen möglicherweise den Darm kaputt machen, sagt einem keiner. Oder klingt diese Werbung etwa verlockend: »10 Kilo weg – mit Jojobasamen. Kann unter Umständen den Darm so schädigen, dass es zu Dauerdurchfall und Nährstoffmangel kommt«.

63 Dünn-Präparate mit Hoodia sind häufig ohne Wirkstoff

Auch das afrikanische Kaktusgewächs Hoodia ist so ein grüner Kandidat. Damit soll man 25 Pfund (oder 12,5 Kilo) in nur einem Monat abnehmen, sagt die Werbung. In den USA sei das Mittel »schon ein Renner« wird zudem behauptet. Um die Wirkung zu belegen, müssen die Ureinwohner Afrikas herhalten. Sie kauen Hoodia gordonii, so der botanische Name, angeblich immer dann, wenn sie sich auf wochenlangen Beutezügen befinden und nur wenig Nahrung zur Verfügung haben.

Die Wurzel soll also Magenknurren verhindern, wenn es in der Natur mal nicht so viel zu essen gibt. Das klingt nett und naturnah und kann so schlimm nicht sein. Ist es auch nicht. Denn wo nichts ist, da ist nichts. In den hierzulande angebotenen Präparaten sei gar kein Hoodia bzw. nur sehr wenig von der Wirksubstanz P57AS3 enthalten, eben dem Stoff, der als sättigend entlarvt wurde, sagt der Medizinexperte für alternative Heilverfahren Edzard Ernst von der britischen Universität Exeter, der einige Präparate unter die Lupe nahm. Auch als »Stiftung Warentest« Produkte mit Hoodia untersuchte, konnte sie in den Präparaten kein Fitzelchen des Wirkstoffs finden. Was lehrt uns das? Überall wird geschummelt, maßlos übertrieben und ein fieses Spiel mit Menschen gespielt, die etwas gegen überzählige Pfunde tun wollen. Dafür muss sogar wie im Falle Hoodia heiße Luft herhalten, die die Kundinnen teuer bezahlen. Eine Packung mit 60 Pillen kostet knapp 30 Euro.

Quellstoffe in isolierter Form wirken anders als Gemüse

Das gilt auch für eine weitere Gruppe von Abnehmmitteln: die Quellstoffe. Sie sollen ihren Umfang im Magen, je nach Präparat, verdoppeln bis verfünfzehnfachen und damit ein Sättigungsgefühl hervorrufen. Die Idee dahinter ist ja nicht schlecht: Lebensmittel mit Ballaststoffen wie Gemüse, Obst, Vollkorn und Hülsenfrüchte sättigen bekanntlich prima, da sie im Verdauungstrakt einige Zeit bearbeitet werden und den Magen und Darm somit beschäftigen.

Das Gehirn erhält somit längere Zeit keine Hunger-Meldung, kein Magenknurren verführt folglich zum Essen. Logisch eigentlich, dass versucht wird, diese Erkenntnis kommerziell zu nutzen, also das Ganze in eine Pille zu packen. Nur: Leider funktioniert es nicht so recht. Egal, ob der sogenannte Konjac-Extrakt aus dem in Asien heimischen Titanwurz geschluckt wird (der nichts mit einem Glas Cognac zu tun hat), Mittel mit dem gallertartigen Kollagen, mit Cellulose, Guarkernmehl oder Fruchtfasern, die gut aufquellen, oder gar schleimige Algen. Denn isolierte Stoffe wirken anders als das Ganze, eben der Apfel, die Möhre oder das Körnerbrot.

 ## Abnehmgummi hilft nicht beim Abnehmen

Professor Edzard Ernst, der im britischen Exeter einen Lehrstuhl für Alternativmedizin innehat, sichtete mit Kollegen 20 Studien, die die Wirkung von Guar Gum, einem gummiartigen Verdickungsmittel aus der Guarpflanze, zum Gegenstand hatten. Dabei kam heraus, dass über den Tag kaum weniger gegessen wird, wenn das Präparat eingenommen wird. Folglich änderte sich auch an der Leibesfülle so gut wie nichts. Der Gewichtsunterschied zwischen der Guar-Gruppe und denjenigen, die ein Scheinmedikament eingenommen hatten, betrug unter dem Strich gerade mal minus 0,04 Kilogramm. Dem ist wohl nichts hinzuzufügen.

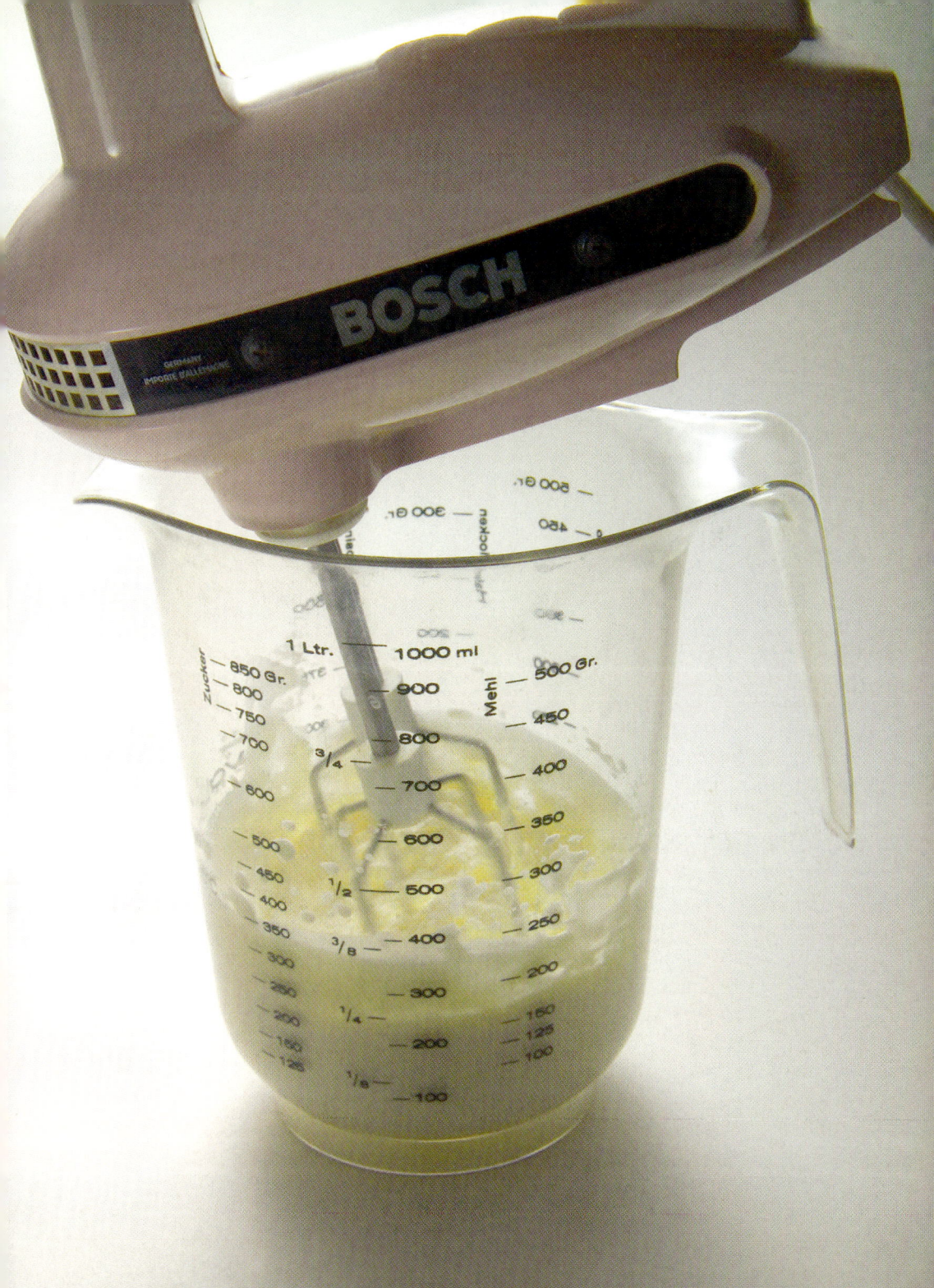

Dauerhaft dick trotz Ballaststoffen im Bauch

Auch um das Gewicht zu halten, muss sich niemand den Magen zukleistern. Eine niederländische Studie kam zu dem Schluss, dass die Einnahme eines sättigenden, unverdaulichen Verdickungsmittels über 14 Monate keinerlei Vorteile bietet. Die Teilnehmer, die durch eine Diät einige Pfunde verloren hatten und anschließend versuchten, mithilfe eines Ballaststoffpräparats das Gewicht zu halten, nahmen trotzdem wieder zu und hatten ihr altes Gewicht schon bald wieder drauf. Sie hatten das Präparat zwar nicht ganz konsequent eingenommen, aber das ist ja menschlich.

 ## Dröhnung und Gewöhnung dank Dickungsmittel

Auch ist klar: Wo dem Bauch vorgegaukelt wird, er sei voll, aber nicht geübt wird, anders zu essen, kann sich am Gewicht nichts ändern. Die Mittel seien nicht dazu geeignet, den Magen an kleinere Portionen zu gewöhnen, was notwendig ist, um ein neues Essverhalten zu erlernen, betont die Deutsche Gesellschaft für Ernährung in ihrem Ratgeber »Mein Weg zum Wohlfühlgewicht«.

Schlimmer noch: Mit der Zeit gewöhnt sich der Magen an die Stopf-Quellmittel. Es werden also immer größere Mengen davon benötigt, damit im Magen ein Sättigungsgefühl erreicht wird. Sonst knurrt er bald wieder. Ist ja an sich eine pfiffige Sache. Die Firmen werfen ein Mittel auf den Markt, von dem man mit der Zeit immer mehr braucht. Damit ist das Geschäft auf lange Zeit gesichert.

 ## Ballaststoffpräparate verursachen Darmverschluss

Doch es kommt noch dicker. Die Auswertung der Studien durch Edzard Ernst ergab, dass sich unschöne Begleiterscheinungen wie Bauchschmerzen, Verstopfung und Krämpfe einstellen, wenn isolierte Ballaststoffpräparate eingenommen werden. Dazu kommt es, wenn nicht genügend zu den Ballaststoffen getrunken wird, die zum Aufquellen viel Flüssigkeit benötigen. Wird sehr wenig oder gar nichts getrunken, kann es schlimmstenfalls zu einem Darmverschluss kommen, der auch mal tödlich endet. Doch davon steht natürlich nichts in der Packungsbeilage, denn so etwas will ja keiner hören. Lediglich der Hinweis, dass zu den Präparaten viel getrunken werden muss, findet sich dort im Kleingedruckten.

 ## Fett-weg-Pille macht Blähungen und Durchfall

Wenn doch das Fett nicht wäre. Nicht (nur) das auf den Rippen, sondern das im Buttercroissant, im Lachs, in der Kruste des Schweinebratens und in der Schokoladentorte. Gerade, was viel Fett in sich hat, schmeckt doch so lecker. Gäbe es doch eine Pille, die uns Schlemmen lässt, aber das Fett woanders hin befördert als auf die Hüften. Gibt es doch! Schon vor einigen Jahren kam das Medikament Xenical® mit dem Wirkstoff Orlistat auf dem Markt. Und auch im Internet werden ständig neue Fettkiller angepriesen. Ein wahrer Alleskönner scheint Lipoxan Ultra® zu sein, das 500 Prozent mehr Fett als herkömmliche Mittel binden soll.

Doch zunächst zu Xenical®, immerhin ein Medikament, das vom Arzt verschrieben, von den Patienten jedoch aus eigener Tasche bezahlt werden muss – weil Übergewicht keine anerkannte Krankheit ist. Die Abnehmpille aus dem Hause Hoffmann La Roche soll vereiteln, dass das Fett aus der Nahrung im Dünndarm abgebaut wird. Sie blockiert die Arbeit des fettspaltenden Enzyms Lipase, sodass rund 30 Prozent des geschlemmten Fettes aus der Nahrung nicht verdaut wird. Doch wo bleibt's? Es wird unverdaut in die Toilette befördert. Also essen nach Lust und Laune und für immer rank und schlank? Wir haben es geahnt – es klappt nicht. Zwar nehmen Übergewichtige mit Xenical® etwas mehr ab, als wenn nur eine Diät gemacht wird. Doch wer die Abnehmpille schluckt und zugleich mehr Fett isst, als der Diätplan vorsieht, wird unangenehme Nebenwirkungen zu spüren bekommen: Es kommt zu Blähungen, Durchfall oder gar Inkontinenz.

 ## Xenical® raubt manchem Vitamine und Mineralstoffe

Das mit den Durchfällen weiß auch der Hersteller. Und betont, dass das Mittel nur dann gut verträglich sei, wenn beim Fett Maß gehalten wird. Gerade mal **60 Gramm täglich** sind davon unter der Einnahme von Xenical® erlaubt. »Aber dann braucht man das Präparat eigentlich auch nicht«, sagt die Deutsche Gesellschaft für Ernährung. Denn sehr viel mehr Fett erlaubt keine Diät. Schlimmer noch: Durch den Dauerdurchfall werden lebenswichtige Vitamine und Mineralstoffe mit entsorgt. Und das kann bei manchen Menschen zu einem Nährstoffmangel führen. Kein Problem, sagt der Hersteller. Schließlich gibt es ja Vitaminpräparate – von Hoffmann La Roche.

 ## Chitosan nur in der Industrie erprobt

Wie Xenical® sollen auch »Chitosan« oder die Blätter eines Kaktus mit dem Namen Opuntia ficus indica (NeOpuntia®) Fett aus der Nahrung blocken. Doch das Prinzip dahinter ist ein anderes. Diese Mittel wollen Fett aus der Nahrung an sich binden und entsorgen statt die Verdauung zu behindern. Um die 50 Gramm Fett oder 450 Kalorien sollen zum Beispiel mithilfe des Kaktusstoffs pro Tag ungenutzt ins Klo wandern.

Chitosan stammt hingegen aus dem Panzer von Krabben und Garnelen, der Chitin enthält. Daraus lässt sich eine zähe Substanz gewinnen, die Fett und andere Substanzen an sich bindet. Chitosan ist darum in der Industrie ein geschätztes Mittel zum **Entfetten von Flüssigkeiten**. Es eignet sich aber auch als Papierzusatz oder in der Getränkeherstellung zum Ausfällen von Trübstoffen. Mit dem Industriestoff, der Apfelsaft klar und fettige Flüssigkeiten clean macht, sollen also auch Übergewichtige entfettet werden. Doch was in der Industrie erprobt wurde, muss nicht im Körper wirken.

 ## Wundersame Wandlung: Ein unbeliebtes Mittel wird beliebt

Die Verbindung mit dem Namen L 112 hat die höchste Fettbindekapazität. Es kann die 800-fache Menge seiner eigenen Masse an sich binden. L 112 findet sich auch, wie schon der Name vermuten lässt, in dem Abnehmmittel Formoline 112®, für das ordentlich die Werbetrommel gerührt wird. Aber es gibt auch noch Redumin Forte®, Easy Slim®, Strobby® und wie sie alle heißen. In allen steckt Chitosan, mit dem auch Apfelsaft geklärt und Flüssigkeiten entfettet werden.

Oder besser gesagt eine Substanz, die irgendwie zur Wirkstoffgruppe der Chitosane zählt, Polyglucosamin zum Beispiel. Die Verwendung von Chitosan wird nämlich – anders als noch vor ein, zwei Jahren – nicht mehr laut herausposaunt, da »das Image zu schlecht« sei, wie selbst eine Mitarbeiterin der wissenschaftlichen Kommunikation von Formoline® gesteht. Darum findet man in der Auflistung der Inhaltsstoffe von Formoline 112® nicht das Wörtchen Chitosan, sondern die Bezeichnung ß-1,4-Polymer aus D-Glucosamin und N-Acetyl-D-Glucosamin, eben Verwandte des Chitosan. Dass etwas faul ist im Staate Chitosan hat sich nämlich inzwischen herumgesprochen.

Chitosan-Studien sind häufig nicht wasserdicht

Zwar wird in der Werbung für Lipoxan Ultra® behauptet: »Die Wirkung wurde bereits in vielen Forschungsarbeiten bestätigt. Je nach Ausgangsgewicht konnten die Teilnehmer ein bis sieben Kilo Körperfett in nur acht Wochen abnehmen«. Auch für Redumin Forte® wird auf »veröffentlichte Tests« hingewiesen, wie das »Arznei-Telegramm« berichtet. Doch der pharmakritische Dienst lässt kein gutes Haar an den Fettkillern: »Die Veröffentlichungen lassen uns als Makulatur erscheinen«, urteilt er. Für seine Bewertung hat er fünf Studien gesichtet, die der Anbieter von Redumin Forte® vorlegte, um die Wirksamkeit seines Produkts zu belegen. Die Arbeiten seien nicht nur alle in derselben Fachzeitschrift veröffentlicht worden (was eine einseitige Berichterstattung befürchten lässt).

Bei genauerem Hingucken kam auch heraus, dass die Teilnehmer wohl nicht wegen Chitosan abgespeckt hatten, sondern eher wegen der dazugehörigen verordneten Schmalhanskost (die nur 1100 Kalorien am Tag erlaubte). Unter dem Strich attestierte das »Arznei-Telegramm« den Studien gravierende »methodische Mängel«. Chitosan kann man also getrost vergessen – wenn man denn mitkriegt, dass es in dem Abspeckpräparat der Wahl steckt. Denn geworben wird damit, wie gesagt, nicht mehr. Im Zweifelsfall also: Finger weg.

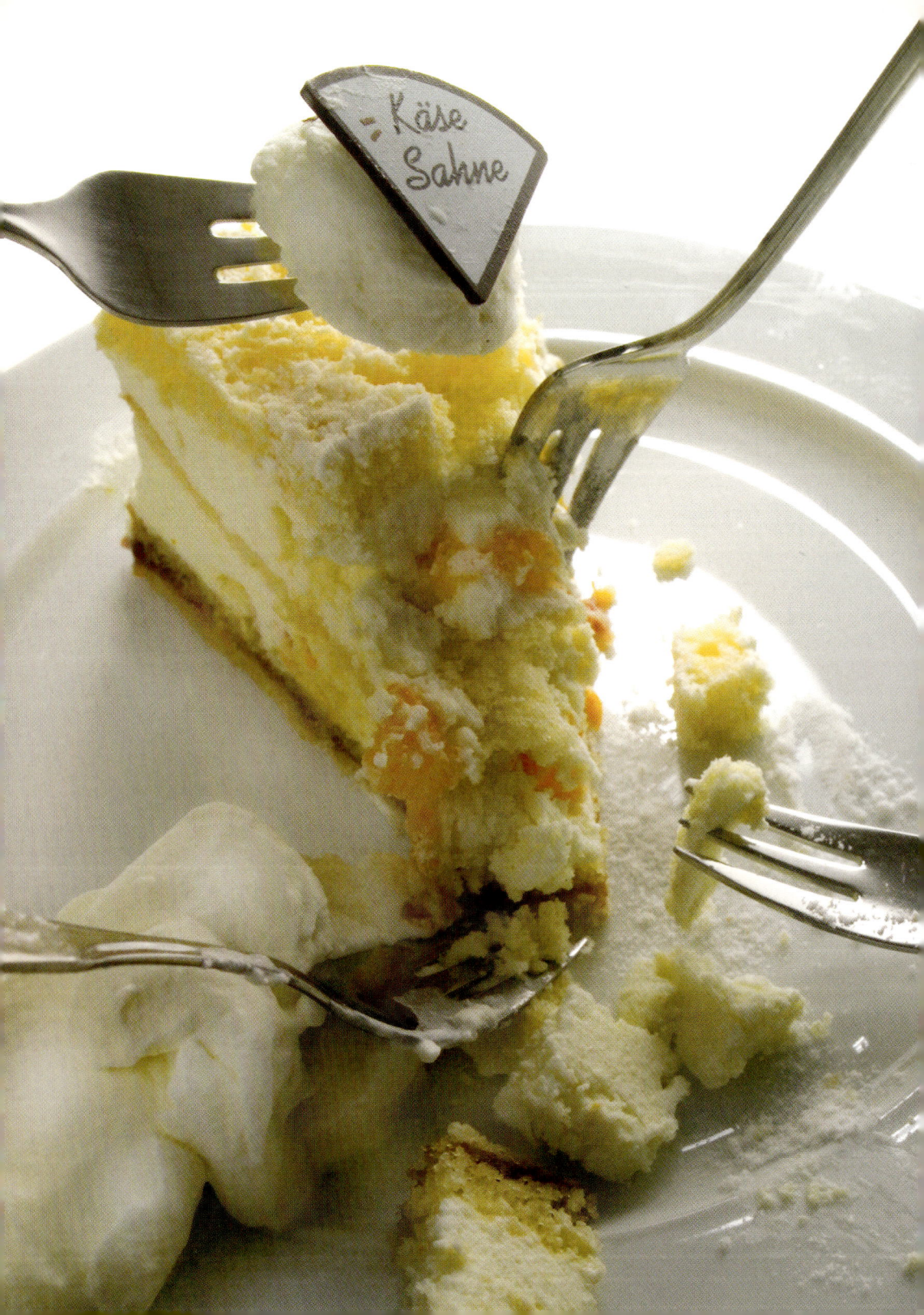

Enzympräparat macht Kohlenhydrate nicht unschädlich

Passend zur Low-Carb-Idee (Seite 41) machen auch sogenannte Kohlenhydratblocker von sich reden. Mit »Carb-X® ist es jetzt zum ersten Mal möglich, echte Dickmacher wie zum Beispiel Mehlspeisen zu essen, ohne zuzunehmen. Durch die Einnahme von Carb-X® kurz vor einer Mahlzeit blockieren Sie gleichzeitig die enthaltene Stärke (Mehl) und den enthaltenen Zucker. So bleiben Sie den ganzen Tag über in der Fettverbrennungszone und können auf gesunde, einfache Weise abnehmen«, behauptet die Werbung.

Die Hauptrolle spielt bei Carb-X® und anderen Präparaten das Enzym Phase-olamin. Es wird aus gemahlenen weißen Kidneybohnen gewonnen und soll das Enzym Alpha-Amylase im Körper hemmen, welches normalerweise die Stärke von Lebensmitteln wie Brot, Nudeln oder Reis abbaut. Wird es geblockt, werden die Kohlenhydrate unverdaut ausgeschieden, schlagen also nicht kalorienmäßig zu Buche. Klingt logisch. Doch es funktioniert leider nicht. Vermutlich produziert der Körper einfach mehr von dem Enzym Alpha-Amylase, wenn er merkt, dass es einen Kohlenhydrat-Stau gibt, vermutet Angela Clausen, Ernährungsspezialistin der Verbraucherzentrale Nordrhein-Westfalen.

Carb-Blocker machen erst recht hungrig

Hinzu kommt: Das Mittel enthält Stoffe, die geradezu kontraproduktiv wirken. Neben Stärke sollen die Carb-Blocker auch Zucker binden und ihn unverrichteter Dinge aus dem Körper schleusen. Diese Aufgabe will eine Substanz aus der sogenannten Fenugreek-Pflanze übernehmen, gemeinhin auch als Bockshornklee bekannt. Doch Fenugreek wird in der Literatur eine appetitanregende Wirkung zugeschrieben. Die Pille macht also hungrig, sodass möglicherweise mehr statt weniger gegessen wird. Was Männern allerdings gefallen wird: auch eine die Triebkraft steigernde Wirkung wird dem Bockshornklee zugesprochen. Über Umwege könnte es also doch klappen mit der schlanken Linie. Denn pro männlichen Orgasmus werden rund 250 Kalorien verbrannt. Das wären pro Woche, täglich einen Beischlaf vorausgesetzt, 1750 Kalorien oder pro Monat 7000 Kalorien. Dies entspricht genau der Kalorieneinsparung, die nötig ist, um ein Kilogramm abzuspecken.

Werbung mit Schlankheitspräparaten ist oft unlauter

Ergo: Nirgendwo wird so viel gelogen und geschummelt wie auf dem Abspeckmarkt. Auch wenn der Schwindel offensichtlich und den Betroffenen schon irgendwie klar ist, dass das alles Quatsch ist mit den Schlankmacherpillen, so trifft die Werbung ihren Nerv. So lautet eine gängige Behauptung, Frau könne mit dem Produkt X »an genau den richtigen Stellen abnehmen« und müsse auch »nicht auf ihre Lieblingsspeisen verzichten«.

Oftmals wird ein Professor oder Arzt bemüht, der die »sensationelle Wirkung« des Präparats bestätigt. Fragt man aber nach, ob man mit dem Weißkittel einmal sprechen dürfte, gibt es ihn meist ebenso wenig wie die versprochenen Studien, die angeblich die Wirkung bestätigen. Oder sie sind so miserabel durchgeführt, dass damit nur eins feststeht: dass damit gar nichts bewiesen ist. Möchte man mit den für-immer-schlank gewordenen Damen ins Gespräch kommen, ist dies »aus Gründen des Datenschutzes« meist »leider nicht möglich«. Erhält man doch einen Kontakt, handelt es sich oft um eine Mitarbeiterin der Firma, die selbstredend gute Erfahrungen mit dem Mittel gemacht hat. Doch der Aussagegehalt ist natürlich gleich null. Auch die Vorher-nachher-Bilder, die die »sensationellen« Abnehmerfolge belegen sollen, sind häufig getürkt – dank Bildbearbeitungsprogrammen ein Kinderspiel. Darüber hinaus würde sich eine seriöse Firma niemals mit dieser Art Fotos versuchen in Szene zu setzen, da die Werbung mit Vorher-nachher-Bildern verboten ist, genauso wie das Werben mit konkreten Zahlen zum Kiloschwund.

 ## Schlappe Gesetze fordern keine klinische Prüfung

Es wird den Firmen leicht gemacht, ihre Schlankheitspülverchen und -pillen zu verkaufen. Zumindest solche, die keine Medikamente sind. Während Arzneimittel wie z.B. Appetitzügler in klinischen Studien ihre Wirksamkeit zeigen müssen, ist dies für das Gros der Schlankheitspillen nicht nötig. Dazu gehören unter anderem die physikalisch wirkenden Mittel, also solche, die Fett binden oder im Magen aufquellen. Sie zählen rechtlich gesehen zu den Medizinprodukten. Und für die ist keine klinische Prüfung wie bei Arzneimitteln mithilfe von aufwendigen Studien vorgeschrieben.

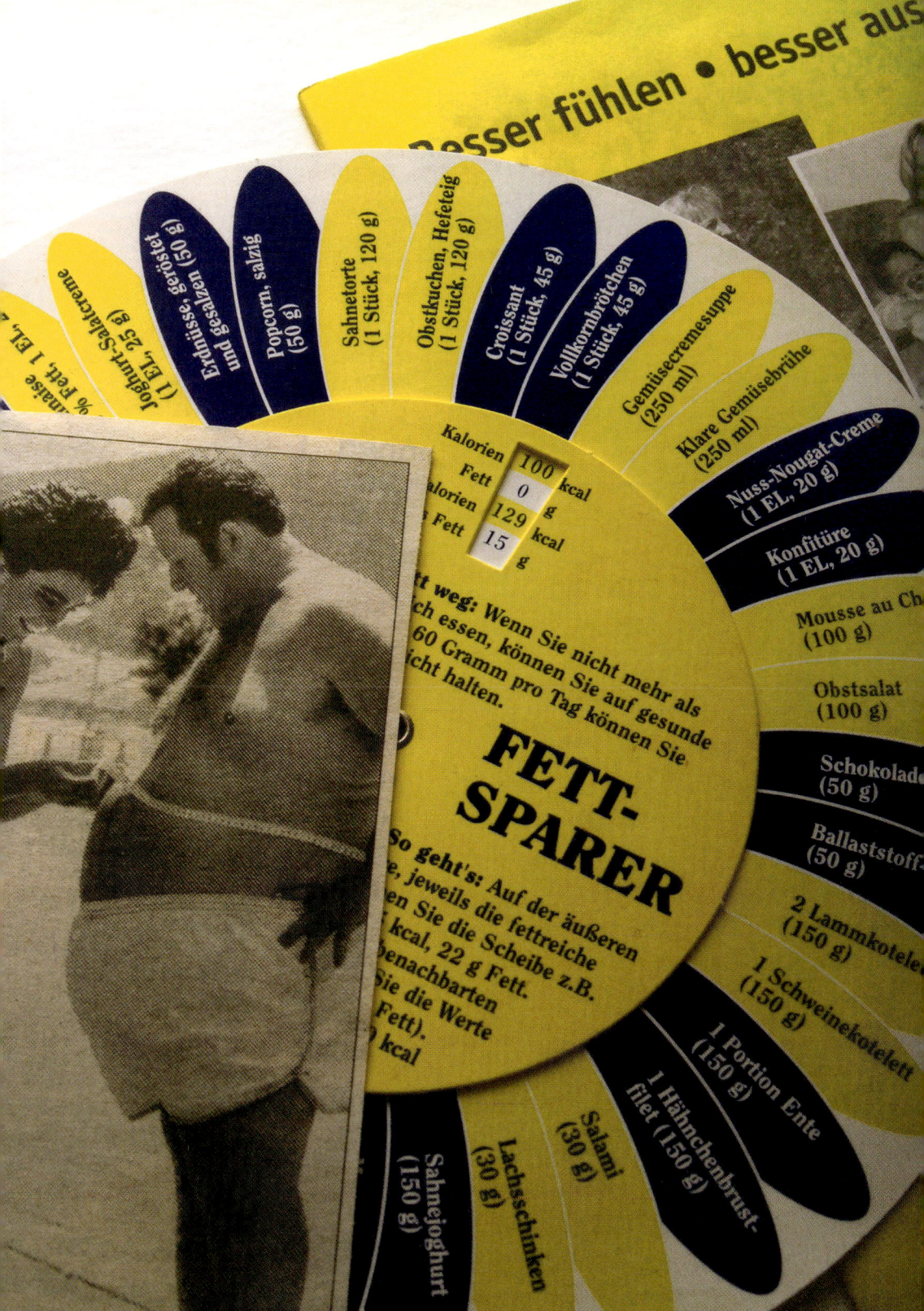

besser fühlen • besser aus

Mayonnaise (50 % Fett, 1 EL)

Joghurt-Salatcreme (1 EL, 25 g)

Erdnüsse, geröstet und gesalzen (50 g)

Popcorn, salzig (50 g)

Sahnetorte (1 Stück, 120 g)

Obstkuchen, Hefeteig (1 Stück, 120 g)

Croissant (1 Stück, 45 g)

Vollkornbrötchen (1 Stück, 45 g)

Gemüsecremesuppe (250 ml)

Klare Gemüsebrühe (250 ml)

Nuss-Nougat-Creme (1 EL, 20 g)

Konfitüre (1 EL, 20 g)

Mousse au Ch... (100 g)

Obstsalat (100 g)

Schokolade (50 g)

Ballaststoff... (50 g)

2 Lammkotele... (150 g)

1 Schweinekotelett (150 g)

1 Portion Ente (150 g)

1 Hähnchenbrust-filet (150 g)

Salami (30 g)

Lachsschinken (30 g)

Sahnejoghurt (150 g)

Kalorien	100	kcal
Fett	0	g
...alorien	129	kcal
... Fett	15	g

...tt weg: Wenn Sie nicht mehr als
...ch essen, können Sie auf gesunde
...60 Gramm pro Tag können Sie
...icht halten.

...So geht's: Auf der äußeren
...e, jeweils die fettreiche
...en Sie die Scheibe z.B.
...kcal, 22 g Fett.
...benachbarten
...sie die Werte
... Fett).
... kcal

FETT-SPARER

Der Anbieter muss den Effekt des Wirkstoffs lediglich durch Literatur belegen, also nur zeigen, dass das Prinzip im Prinzip funktioniert. Er muss aber nicht die tatsächliche Wirksamkeit der jeweiligen Substanz anhand von Probandenstudien belegen, wie dies eben für jedes Medikament unerlässlich ist. Wenn also ein Stoff wie Chitosan unter Laborbedingungen Fett bindet, so braucht der Anbieter des Schlankheitsmittels nicht den Nachweis zu erbringen, dass es beim Abnehmen nützt. Unterziehen die Anbieter ihr Produkt freiwillig einer Studie, werden die Ergebnisse von den Materialprüfanstalten und TÜVs begutachtet. Doch die sind nicht unbedingt geeignet, diese zu beurteilen, weil sie in Sachen Ernährung »oftmals keine Ahnung haben«, sagt der Ernährungsmediziner Hans Hauner im »Öko-Test-Magazin«.

 ## Industrie produziert sich ihre Kundschaft selbst

»Die einzige Wirkung, die solche Wundermittel haben, ist der Jojo-Effekt«, schreibt »das-dicke-Forum«, eine Plattform im Internet, in der sich übergewichtige Menschen zusammengeschlossen haben, um etwas gegen die Diskriminierung Übergewichtiger zu tun. Dort stellt man sich sogar die Frage, ob das Gewichts-auf-und-ab von den Herstellern nicht gewollt sei.

Es ist so naheliegend wie genial: Man verkauft ein Abnehmmittel, das mit der Zeit dick statt schlank macht (wegen des Jojo-Effekts), und produziert sich damit seine Kundschaft selbst. Auch wenn der Schmu offensichtlich ist, er funktioniert. Denn gerade dicke Menschen geben oft nicht dem Mittel die Schuld dafür, dass es mal wieder nicht mit dem Abnehmen geklappt hat, sondern sie beschuldigen sich selbst. Weil ihr Selbstbewusstsein angeknackst ist – und sie vielleicht doch mal etwas genascht haben, das nicht auf dem Diätplan stand.

 ## Joghurt mit Schlankmacherfett ist Mogelpackung

Vielleicht ist da ein neues Schlankheitsmittel seriöser, bei dem ausgerechnet Fett die Hauptrolle spielt. Erinnern wir uns: Fett liefert neun Kalorien pro Gramm, Kohlenhydrate und Eiweiß je vier. Ausgerechnet der Nährstoff mit dem höchsten Kaloriengehalt also ist in den kleinen Cups enthalten, die Slimcups® heißen, und von der österreichischen Firma Melbrosin seit Kurzem

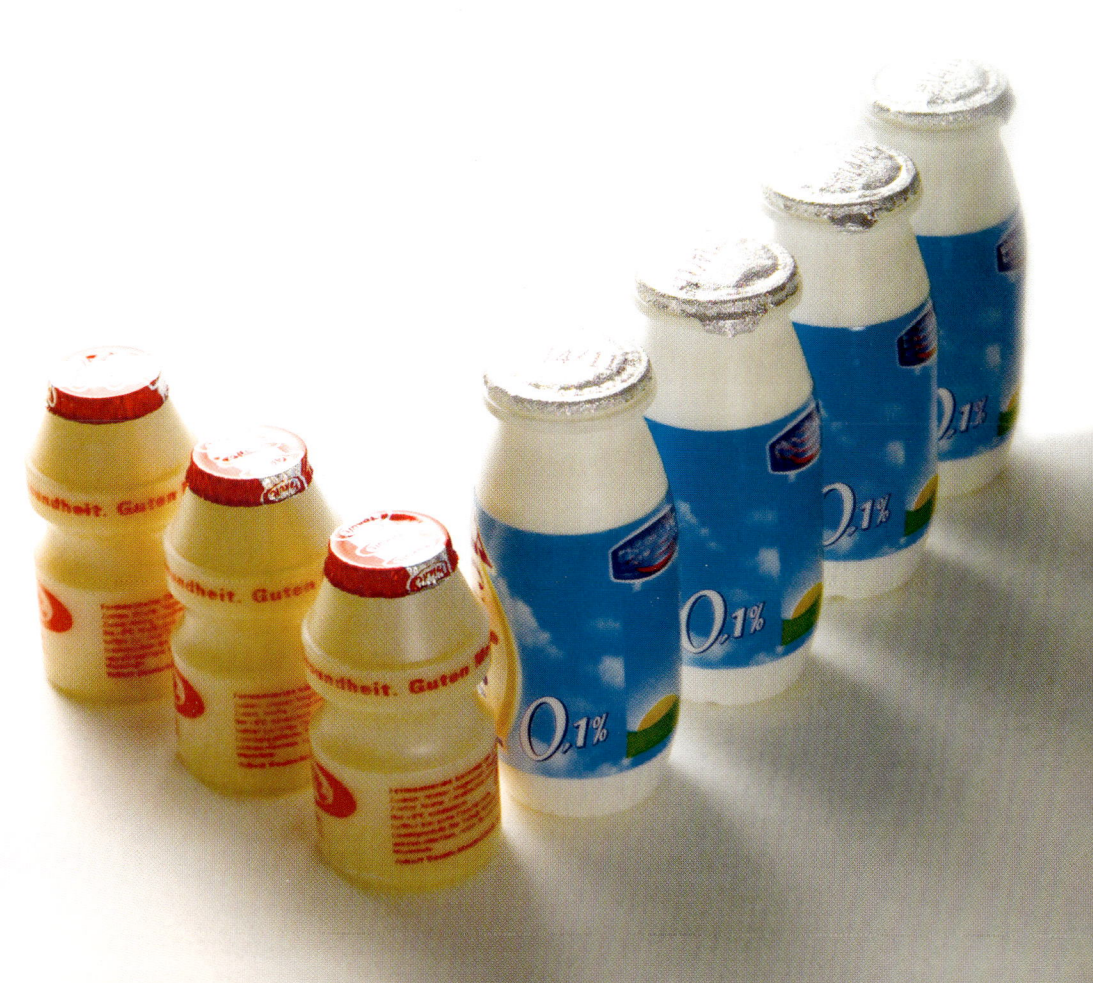

hierzulande angeboten werden. Je ein Cup soll zweimal täglich vor dem Essen eingenommen werden. Alternativ gibt es auch Joghurtdrinks (Optiwell Control®), die das Schlankmacherfett in sich haben. Die aber werden nicht von Melbrosin vertrieben, sondern vom Milchprodukteanbieter Campina.

Das Prinzip dahinter: Die Emulsion aus 26,7 Prozent Palm- und zwei Prozent Haferöl plus Wasser ist so beschaffen, dass sie nicht im Magen verdaut wird, sondern sich erst im Dünndarm zersetzt. Gelangt unverdautes Fett in den Darm, registriert der Körper den Fettüberschuss und signalisiert dem Gehirn: Fettkonto ist voll. Schluss, aus, Ende, ich bin satt. Bitte keine weitere

Nahrung. Der Anbieter verweist auf diverse Studien, die angeblich beweisen, dass Frauen und Männer nach dem Verzehr eines Cups oder Joghurtdrinks tatsächlich weniger Appetit hatten und somit über den Tag im Schnitt bis zu 25 Prozent weniger essen. Auch zeigte sich, dass die sättigende Wirkung der kleinen Cups bis zu acht Stunden anhält.

Was ja alles sehr schön klingt und das Ende aller Hunger- und Fastenzeiten anzukündigen scheint. Nur: Die meisten Studien, die die Wirkung bestätigen, wurden vom Anbieter selbst durchgeführt bzw. in Auftrag gegeben. Das ist schon mal ungünstig, weil ein Anbieter wohl kaum eine Studie veröffentlichen wird, die zeigt: Bringt alles nichts!

 ## Teilweise wirksam – beweist gar nichts

Auch gibt es keine Erkenntnisse darüber, ob das einmal reduzierte Gewicht langfristig stabil bleibt. Und darum geht es ja. »Da andere Studien (Anmerkung: als die des Herstellers) zu abweichenden Ergebnissen führten und die Datenlage insgesamt noch nicht allzu breit ist, gibt es für eine nur ›teilweise‹ Wirksamkeit Punktabzug«, urteilte das »Öko-Test-Magazin«, als es im August 2007 den Joghurtdrink Optiwell Control® unter die Lupe nahm. Das Schlankmacherfett erhielt die Note »mangelhaft«.

 ## Abnehmdrinks machen auch nicht für immer schlank

Dann versuchen wir einen der anderen Abnehmdrinks, die schon seit Längerem in Drogerien, Apotheken und im Internet zuhauf angeboten werden. Dort

gibt es Shakes auf der Basis von Molke oder viel Eiweiß, die mit verschiedenen Vitaminen und Mineralstoffen angereichert sind und mit Wasser oder Milch angerührt werden. Die Drinks schmecken nach Erdbeere, Schokolade, Vanille oder wahlweise auch nach Ochsenschwanzsuppe. Sie haben alles in sich, was der Körper an Nährstoffen braucht, weshalb sie auch Formulanahrung heißen. Dreimal am Tag gibt's so ein Shake, richtig Essbares kommt nicht auf den Tisch. Es ist aber auch möglich, nur einzelne Mahlzeiten zu ersetzen.

Fachleute halten tatsächlich einiges von den Formuladiäten. Die Begründung: Damit lassen sich in kurzer Zeit einige Kilogramm abnehmen, was die Betroffenen motiviert, und es wird wegen der ausgewogenen Nährstoffmischung auch kein Raubbau am Körper getrieben. Der Ernährungsmediziner Thomas Ellrott aus Göttingen hat sich ausführlich mit Formuladiäten beschäftigt. Er rät davon ab, alle Mahlzeiten komplett mit Shakes zu bestreiten.

Günstiger sei es, einzelne Mahlzeiten, etwa das Frühstück und Abendessen gegen Drinks auszutauschen, mittags aber zu kochen, um auch mal etwas Beißbares zu essen und außerdem den Bezug zur Nahrung nicht zu verlieren. Auch die Deutsche Adipositasgesellschaft akzeptiert das Verfahren, wenn zugleich eine Ernährungsberatung in Anspruch genommen wird, Bewegung in den Alltag eingeplant und ein Verhaltenstraining absolviert wird. Also all das gemacht wird, was letztendlich nützt, um dauerhaft abzunehmen. Klingt prima. Doch, dass es klappt muss trotzdem bezweifelt werden.

82 Diätpulver allein bringt's kurzfristig, aber nicht auf Dauer

Eine Auswertung verschiedener amerikanischer Studien aus dem Jahr 2001 zeigt: Die »Formulagruppe« nahm im Vergleich zu denjenigen, die eine übliche Mischkostdiät machten, anfangs nicht nur mehr ab (17 Kilo im Vergleich zu 6,6 Kilo), sie konnte das neue Gewicht auch länger halten (7,1 Kilo versus 2 Kilogramm). Allerdings unterzogen sich die Teilnehmer allesamt einem professionellen Abnehmtraining, was vermutlich eher zum Durchhalten motiviert hat als das Diätpulver. Ganz anders könnte es jedoch ausgehen, wenn das Ganze auf eigene Faust durchgeführt wird. Studien zeigen, dass in einer Gruppe besser abgenommen wird als in Eigenregie. »Hauptnachteil ist, dass man bei diesem Ansatz zunächst nicht lernt, sein

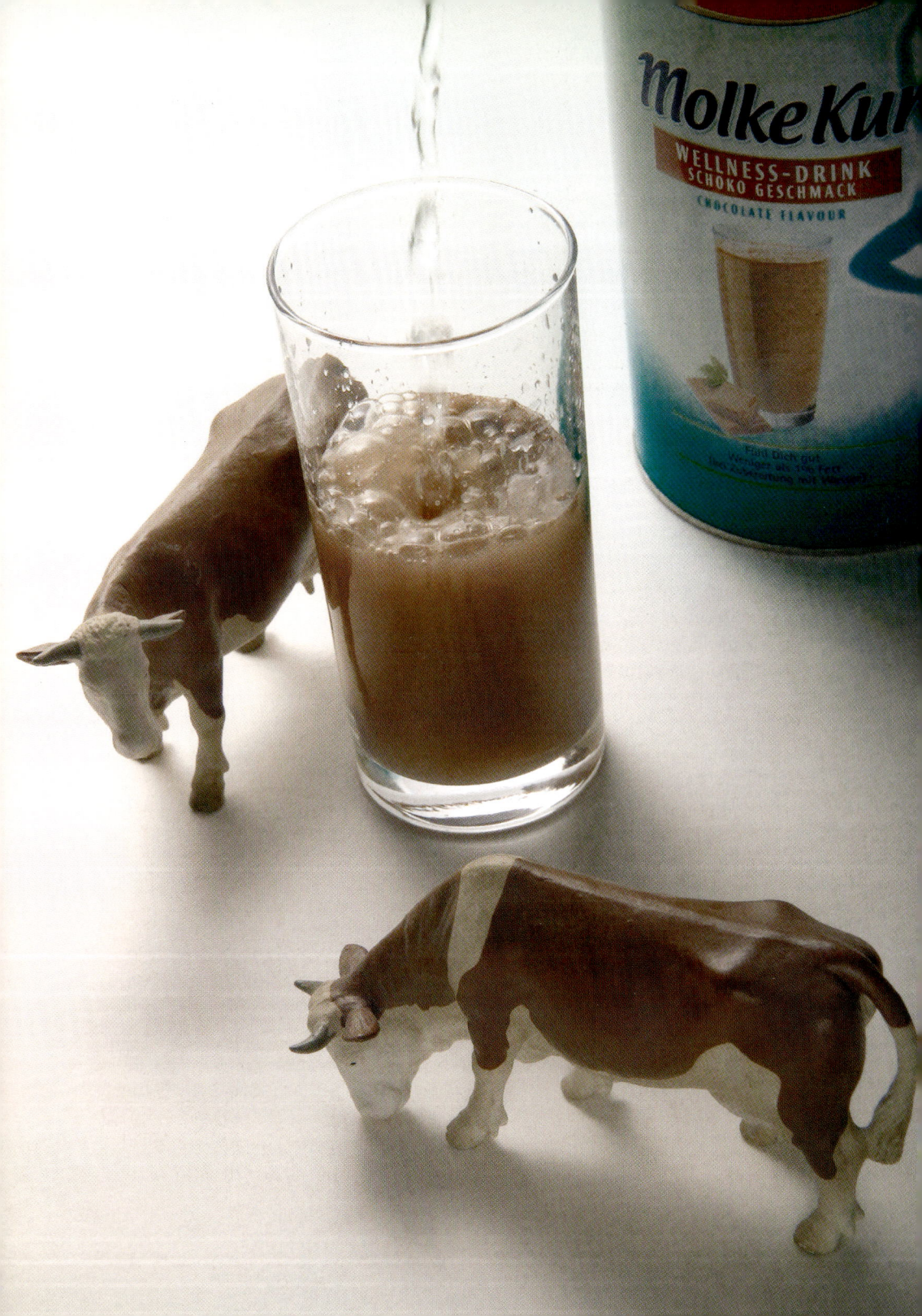

Essverhalten zu ändern. Es ist viel einfacher, für kurze Zeit eine derart einseitige Kostform einzuhalten, als seine Alltagsernährung langfristig umzustellen«, stellt der Ernährungsmediziner Hans Hauner in seinem Buch »Übergewicht, endlich gesund abnehmen« klar. Auch drohe der Jojo-Effekt, da der Körper wie bei allen Crashkuren sein Körpergewicht verteidigt und das alte Gewicht schnell wieder drauf hat.

Doch es bleibt auch die Frage, wie groß der Lustfaktor ist, wenn man mehrmals täglich einen Beutel aufreißt, das Pulver in Wasser einrührt und den Shake zum Frühstück oder Abendbrot trinkt. Und noch eine Anregung sei erlaubt: Was für ein Vorbild ist eine Mutter ihren Kindern, wenn sie mittags ein mit Wasser verdünntes Pulver mit Ochsenschwanzaroma löffelt, um schlank zu bleiben? Kein Gutes vermutlich.

Formula-Nepp kann sogar gefährlich werden

Ganz heikel wird's, wenn die Formulaprodukte ähnlich wie bei einer Haushaltsdosen-Party am Wohnzimmertisch verkauft werden. »Suche Personen, die ernsthaft fünf bis 25 Kilo abnehmen wollen«, heißt es zum Beispiel auf Zetteln, die man im Supermarkt oder unter dem Scheibenwischer des Autos findet und die den Weg zu solch einer Veranstaltung weisen. Doch hinter den Adressen verbirgt sich in der Regel kein seriöses Abnehmprogramm. Laien, die von Tuten und Blasen keine Ahnung haben, versuchen Formula-Nahrung einer Firma xyz loszuschlagen. Um ihre Produkte zu verkaufen, wird nicht selten das Blaue vom Himmel geschwatzt.

Die Verkäufer haben die Ware vorfinanziert, stehen unter einem enormen finanziellen Druck und müssen alles dafür tun, das Zeug wieder loszuwer-

den. Darum wird behauptet, man könne die Drinks einfach mit Wasser statt mit Milch anrühren – um noch ein paar Kalorien zu sparen. Tatsächlich ist diese Auskunft aber gefährlich. Denn wird sie in die Praxis umgesetzt, stimmt der Nährstoffmix nicht mehr, was auf Dauer zu z.B. Vitamin- und Mineralstoffdefiziten führen und krank machen kann. Zugleich werden den Kundinnen ergänzend teils sündhaft teure, spezielle Nährstoffpräparate angetragen. Doch die Formuladiäten müssen schon von Gesetzes wegen alles in sich haben, was der Körper an Nährstoffen braucht. So will es die »Diät-Verordnung«, die ganz genaue Vorgaben dazu macht, welche Nährstoffe, Vitamine, Mineralstoffe und Spurenelemente enthalten sein müssen. Die Zusatzprodukte sind also genauso unnötig wie die Pulverdrinks selbst.

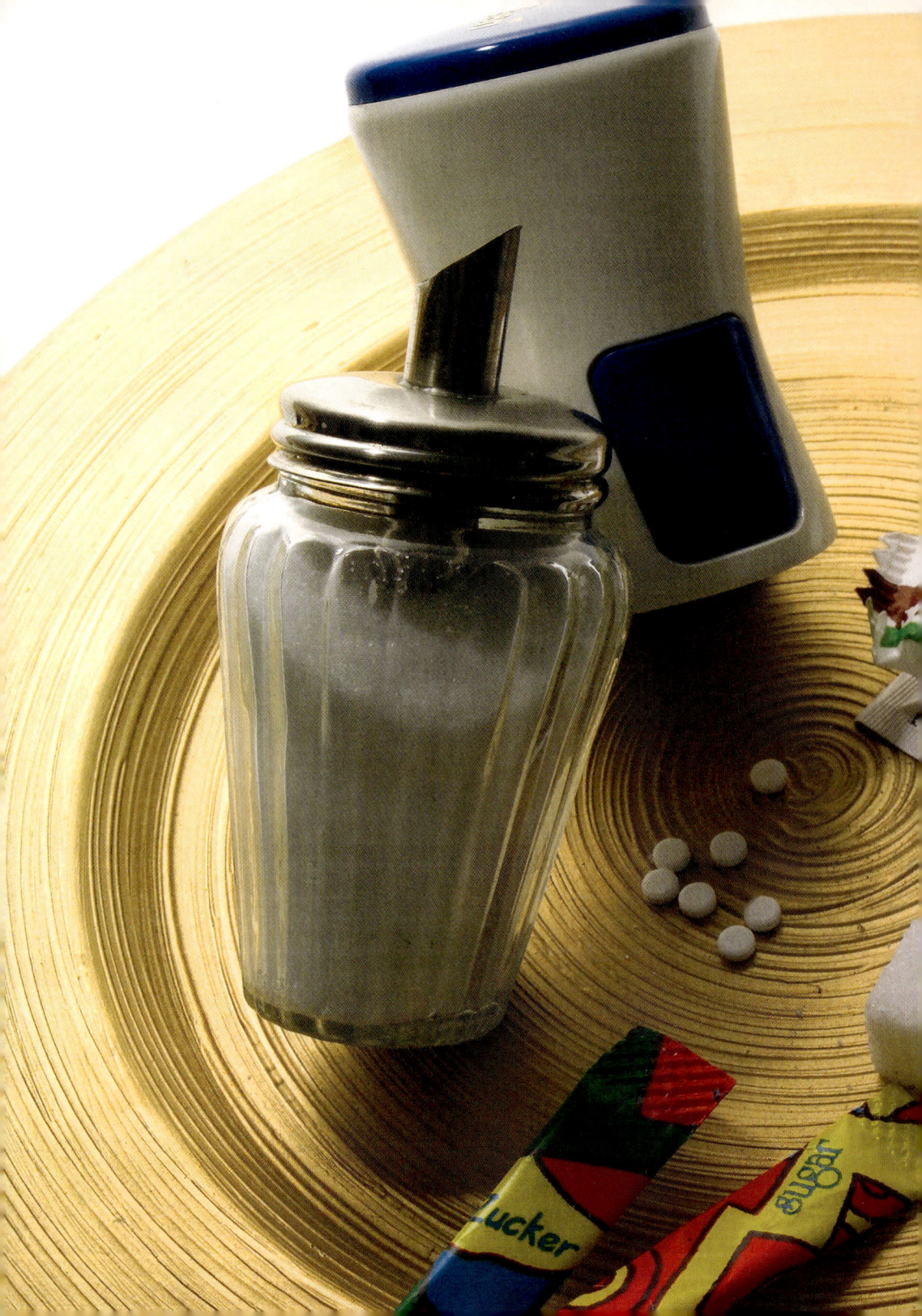

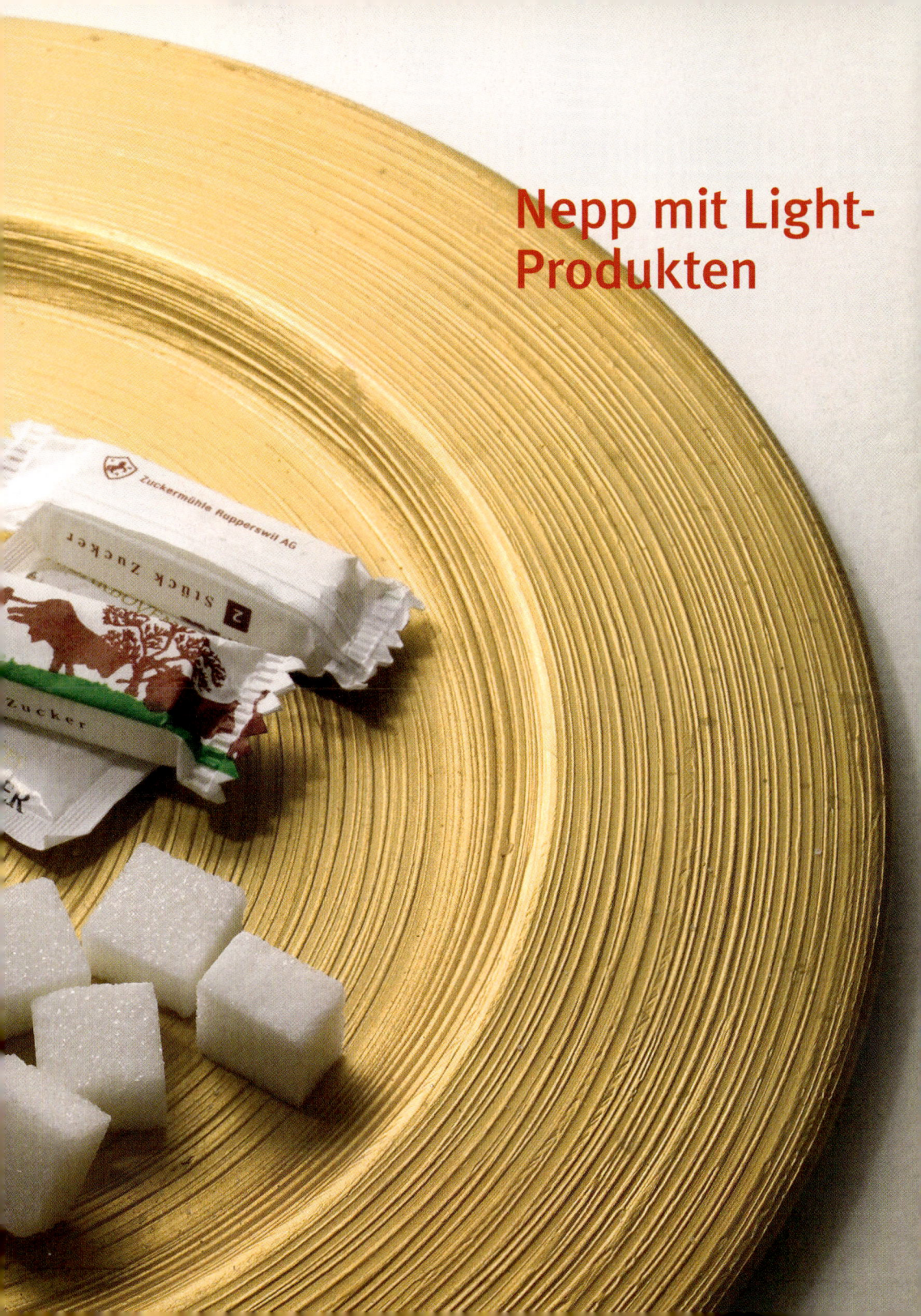

Nepp mit Light-Produkten

Warum nur die Industrie vom Geschäft profitiert und manche Süßstoffe verboten gehören

Light-Käse, Light-Wurst, Light-Sekt. Das Angebot an Lebensmitteln mit abgespecktem Kaloriengehalt wächst und wächst. Die Anbieter suggerieren, dass es ganz einfach sei, rank und schlank zu werden und zu bleiben – vorausgesetzt man isst brav ihre Lebensmittel. Eben solche mit weniger Fett, Zucker oder Alkohol.

Doch es funktioniert nicht. Der Körper lässt sich nicht betrügen und holt sich irgendwann wieder, was ihm vorenthalten wurde. Auch in dem guten Wissen, morgens und mittags ganz light gegessen zu haben, wird abends im stillen Kämmerlein wieder kulinarisch zugeschlagen. Das ist zwar menschlich, aber ja nicht Sinn der Sache. Stecken auch noch künstliche Süßstoffe darin, kann es sogar heikel werden.

 ## 84 Light-Lebensmittel nützen nicht beim Gewichthalten

Einmal ein paar Pfund schlanker geworden, wie auch immer, stellt sich die Frage: was tun, damit es so bleibt. Vielleicht helfen ja Light-Produkte und Süßstoffe beim Schlankbleiben: morgens Light-Joghurt mit Süßstoff, mittags magerer Schweinebraten mit kalorienreduzierter Sauce und zuckerfreiem Rotkohl, abends Chips mit »30 Prozent weniger Fett«, dazu Light-Cola, und zwischendurch fettarme Gummibärchen? Schön wär's.

Auch wenn die Werbung suggeriert, dass »du« das »darfst« und dabei auch noch schlank bleibst, so sprechen die Studien eine andere Sprache. Sie zeigen, dass das konsequente Austauschen von normalen Lebensmitteln im Rahmen einer Diät gegen fettarme Light-Varianten zwar beim Abnehmen hilft. Und wird nach der Abnehmzeit weiter streng light gegessen, verlieren diejenigen, die leicht essen in einem Zeitraum von eineinhalb Jahren sogar fünf Prozent des Ausgangsgewicht gegenüber denjenigen, die nicht fettarm essen. Doch es kommt wie's kommen muss. Ohne strenge Vorgaben und die entsprechende Selbstdisziplin bricht das Kartenhaus leicht in sich zusammen: Essen Testpersonen morgens ein Light-Lebensmittel und können sich über den Tag frei beim Essen bedienen, kompensieren sie die eingesparten Kalorien über den Tag. Ist ja auch klar. Die fett- und zuckerarmen Lebensmittel sättigen nicht so gut, sodass der Magen schneller wieder knurrt und doppelt zugeschlagen wird. Auch spielt die Psyche eine nicht unerhebliche Rolle. In dem Wissen, dass ein Teil der üblichen Lebensmittel durch die Light-Variante ersetzt wird, gönnt man sich vielleicht doch den einen oder anderen Riegel Schokolade.

Light/leicht/luftig: Begriffe sind nicht geschützt

Auch gibt es eine Gesetzeslücke, die so manches Light-Lebensmittel zum Schwergewicht macht. Obwohl immer mehr leichte Produkte auf den Markt kommen, hat der Gesetzgeber noch nicht definiert, was sich »leicht« nennen darf. Zwar gibt es seitens der EU Vorgaben, welche Lebensmittel als »energiearm«, »energie- oder fettreduziert« bezeichnet werden dürfen. Hinsichtlich der Angabe »light« wurde aber nur festgeschrieben, dass sie erst dann in Bezug auf den Kaloriengehalt erfolgen darf, wenn das Lebensmittel 30 Prozent weniger Kalorien in sich hat als das vergleichbare übliche Produkt. Doch worauf bezieht sich das weniger? So gibt es Light-Chips mit »30 Prozent weniger Fett«. Doch sie sind nicht leicht wie eine Gurkenscheibe, sondern mit 21 Gramm Fett per 100 Gramm immer noch recht schwer. Erst einmal müsste der Gesetzgeber die Grundlage vorgeben, auf die sich Light bezieht.

Auch kann sich die Bezeichnung »leicht« auf die Konsistenz oder auf andere Bestandteile des Lebensmittels beziehen. Ein locker-flockiges, mit Stickstoff aufgeschäumtes Dessert kann mit dem Zusatz »light« verkauft werden, es schlägt aber kalorienmäßig ordentlich zu B(a)uche. Auch Kaffee mit weniger Koffein trägt die Bezeichnung »light« oder Bier mit weniger Alkohol. Nicht zuletzt führt die geschickte Sprache in der Werbung in die Irre. Der süße Riegel Mars delight® etwa hat rein gar nichts mit einem Lightprodukt zu tu. Denn er ist knusperzart, zergeht auf der Zunge wie kein anderer – hat aber mehr Fett und mehr Zucker zu bieten als das Mars®-Original, ein echtes Schwergewicht also.

89

86 Synthetische Zusatzstoffe sind der Preis für weniger Kalorien

Und das lighte Leben hat noch einen Haken. Wo an Fett und Zucker gespart wird, bleibt der Geschmack auf der

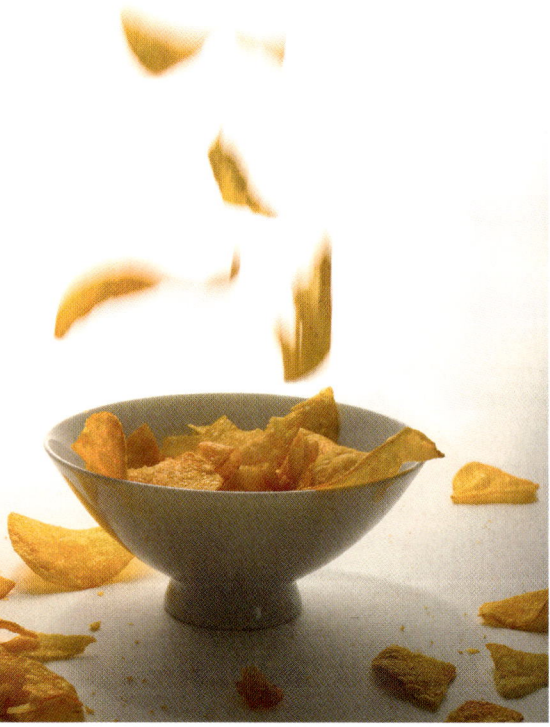

Strecke. Schließlich ist Fett der wichtigste Geschmacksträger. Und auch Zucker entlockt den Aromen erst ihr Flair. Die Hersteller müssen also Zusatzstoffe in die leichten Varianten mixen, damit das Ganze irgendwie genießbar ist. »Natürliche Aromastoffe« etwa, die mit der Natur nur wenig am Hut haben, sondern in der Regel von Bakterien im Labor produziert oder aus Holzstoffen gewonnen werden – Vanillegeschmack demnächst auch, wie der »Stern« berichtete, aus Kuhfladen.

Trend sind zudem Zusätze an Süßstoffen, weil man es ja doch gern ein bisschen süß hat. Doch die können der Gesundheit schaden (Seite 91). Nicht zuletzt enthalten die abgespeckten Versionen teils auch Konservierungsstoffe, weil Lebensmittel mit weniger Zucker leichter verderben als die mit der vollen Dröhnung, zuckerreduzierte Marmeladen etwa. Die leichte Linie wird also mit mehr Zusätzen erkauft, die weder lecker noch gesund sind.

87 Industrie empfiehlt Süßstoffe schon für Kinder

Ginge es nach der Industrie, wäre Übergewicht kein Problem. Schließlich gibt es ja Süßstoffe. Die Zuckerersatzstoffe in Tabletten-, Tropfen- oder Pulver-

form haben keine oder kaum Kalorien und können das Leben somit erleichtern, heißt es. Selbst Kindern will die süße Branche damit jetzt auf die

Sprünge helfen. Schließlich sind 15 Prozent der Kinder übergewichtig oder gar adipös. In einem Zeichentrickfilm, den der internationale Süßstoffverband produzieren lassen hat, machen die Comicfiguren Sarah und Tom werbewirksam klar, dass Dicksein an sich kein Problem ist, würde einfach nur gesund gegessen: mit Süßstoffen statt Zucker. Auch wenn Tom in dem mehrminütigen Spot (www.sweeteners.org/index_German.html) davon erst mühsam überzeugt werden muss – weil er nämlich gar nicht dick ist.

Doch so einfach, wie behauptet, ist es auch mit den süßen Stoffen nicht. Denn zum einen ist ihr etwas künstlicher Nachgeschmack nicht jedermanns Sache. Zum anderen ist es damit wie bei allen kalorienleichten Lebensmitteln: Sie sättigen nur kurz, der nächste Hunger kommt bestimmt, und es wird wieder gnadenlos zugeschlagen.

88 Manche Süßstoffe verursachen im Tierversuch Krebs

Was aber am meisten dafür spricht, dass Kinder, aber auch Erwachsene, die Finger von Süßstoffen lassen sollten, ist die Tatsache, dass sie möglicherweise krank machen. Schon vor Jahren gerieten Saccharin und Cyclamat in die Schusslinie, da sie im Tierversuch Blasenkrebs erzeugt hatten. Saccharin ist seitdem in den USA verboten, ebenso Cyclamat in einigen Ländern. Auch Aspartam sorgt immer wieder für Schlagzeilen.

Erst kürzlich zeigte das unabhängige Krebsforschungszentrum Ramazzini der Europäischen Stiftung für Onkologie und Umweltwissenschaften in Bologna in Tierversuchen mit 1800 Ratten: Rattenweibchen, die über einen längeren Zeitraum verschieden große Dosen Aspartam verzehrt hatten, zeigten ein erhöhtes Risiko für Leukämie und Lymphome. Auch kam es bei den Tieren zu einem signifikanten Anstieg an Gehirntumoren. Um diese Effekte zu erzielen waren gar keine Megadosen nötig. Mengen, die Süßstoffesser sich tagsüber in den Kaffee rühren oder über Light-Joghurt und -Marmelade verputzen reichten aus, um die Tiere krank zu machen. Natürlich ließ die Süßstoffbranche diese Ergebnisse nicht auf sich sitzen. Aspartam wurde von der EU erneut bewertet – und für gut befunden. Nur leider saß in dem Bewertungsgremium eine Dame, die auch den Großen der Lebensmittelindustrie beratend zur Seite steht, unter anderem einem Süßstoffhersteller. Nicht irgendeinem, sondern dem größten.

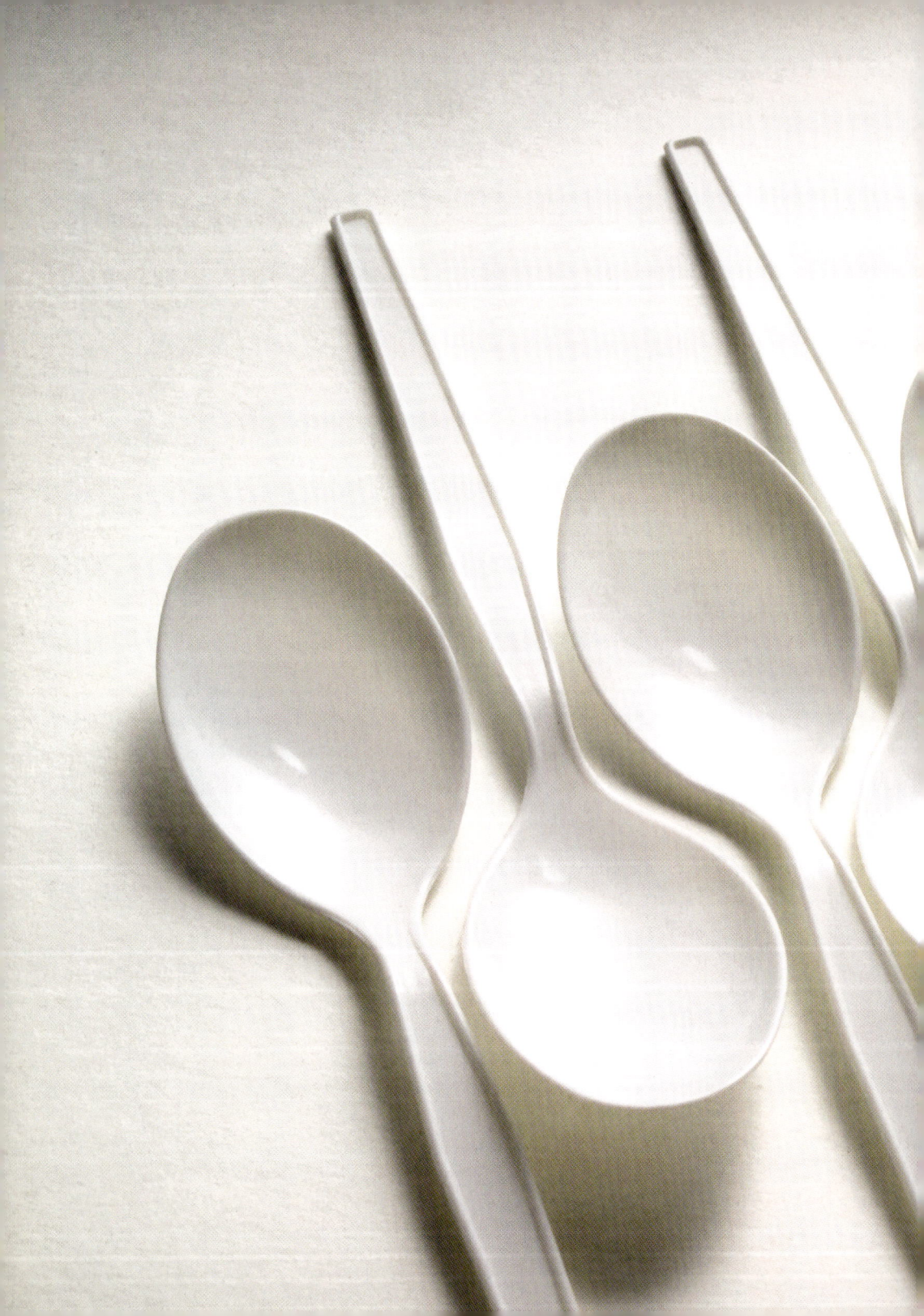

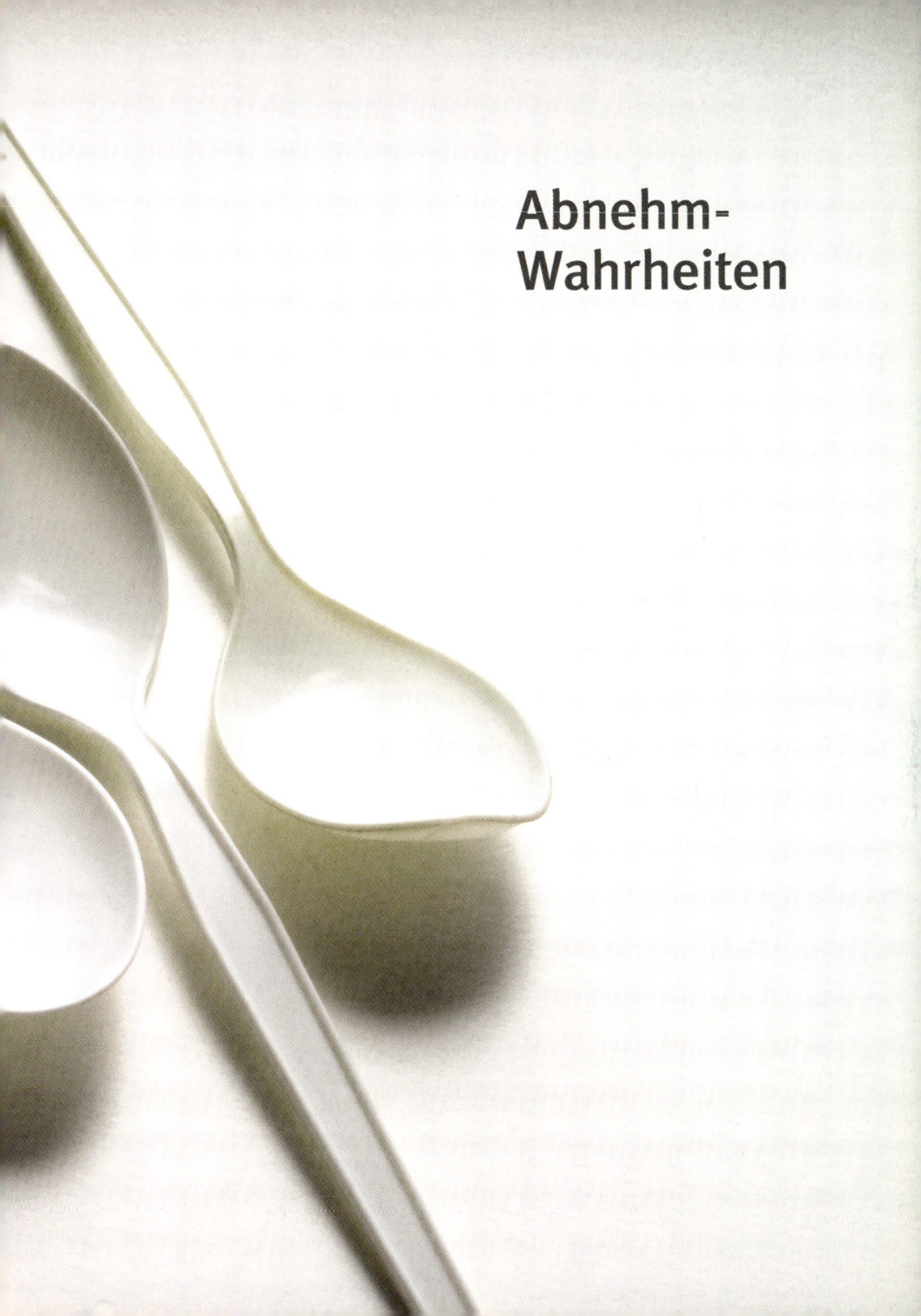

Abnehm-
Wahrheiten

Warum es fürs Abnehmen kein Patentrezept gibt

Dass Homekino mit einer Riesentüte Chips, Schokolade und einem großen Bier auf Dauer der sichere Figurtod ist, wissen wir ja. Dass aber auch die Löffelgröße, die wir benutzen, eine Rolle spielt bei den Ausmaßen der Figur, hat sich noch nicht herumgesprochen. Auch nicht, dass durchgemachte Nächte im großen Fressen enden können und Klimaanlagen der Figur schaden. Darüber redet auch keiner, denn die Konsequenzen daraus sind wenig hipp. Dabei sind ausschlafen, spazieren gehen und entspannen besser für die Figur, als jedes Schlankheitsmittel. Wer's wagt, gewinnt.

Es kommt auf die Löffelgröße an, nicht auf den Hunger

Es hilft also nur eins: Maß halten. Aber nicht mit eiserner Selbstdisziplin, denn die macht auf Dauer mürbe und erzeugt schlechte Laune. Es geht vielmehr darum, sich essenstechnisch nicht selbst in Versuchung zu führen. Psychologen der Universität von Pennsylvania fanden nämlich heraus: Das Maß für das, was wir essen, ist nicht (nur) der Hunger, sondern auch die Portionsgröße, die wir sehen.

Im Rahmen eines Experiments boten sie in der Lobby eines Appartementhauses eine große Schüssel M&M's®

an. Sie legten verschieden große Löffel dazu, große und kleine. Die vorbeigehenden Bewohner konnten sich frei bedienen. Was passierte? Die Naschkatzen aßen alles, was sie sich genommen hatten, Ratzeputz auf, und zwar egal, ob sie einen kleinen oder großen Löffel gewählt hatten. Nicht allein der Appetit gibt also vor, wie viel gefuttert wird, sondern die Portionsgröße ist maßgeblich. Oder anders gesagt: Ein kleiner gefüllter Löffel reicht vollkommen aus, um sich satt und zufrieden zu fühlen. Und das kommt dann auch der Figur zugute.

Binsenweisheit stimmt: Bloß nicht den Teller leer essen

Kommt das daher, dass viele Menschen als Kind gelernt haben, den Teller leer zu essen, »damit es gutes Wetter gibt«? Oder liegt das gierige Verhalten darin begründet, dass unsere Vorvorvorfahren in Wald und Feld sich immer satt essen mussten, wenn die Natur gerade etwas Essbares zu bieten hatte? Wie auch immer. »Unser Maßstab ist die Portion, nicht unser Hunger«, bestätigt »Psychologie heute«. Wir essen also das, was wir sehen, wir hören weniger auf Appetit und Sättigung. Auch wenn es gut wäre, Letzteres wieder bewusster wahrzunehmen, so scheint es auch schlau zu sein, sich nur einen kleinen Teller voll zu laden und auch den kleineren Löffel zu wählen. Kinder sollten nicht länger lernen, den Teller leer zu essen, sondern man sollte sie selbst bestimmen lassen, wie groß die Portion sein darf. Fällt sie zu üppig aus, was leicht passieren kann, da die Augen oft größer sind als der Magen, gibt's beim nächsten Mal eben etwas weniger.

Und es scheint auch sinnvoll zu sein, beim Einkaufen die kleinere Verpackung zu wählen. Was noch nicht mal teurer sein muss als die große Familienpackung, wie »Öko-Test« unlängst feststellte. Das Verbrauchermagazin nahm XXL-Packungen und normalgroße Tüten unter die Lupe und stellte fest: Die großen Tüten sind in der Regel teurer als die kleinen und nicht billiger, wie man meinen könnte, wenn man den Preis auf 100 Gramm umrechnet.

 ## Dinner-Cancelling macht höchstens unzufrieden, aber nicht schlank

Täglich erreichen uns Meldungen, die angeblich erhellend darlegen, mit ein paar Tricks klappe es schon, das leichte Leben. Eine besagt, »Spätes Essen macht dick«. Geraten wird, spätestens ab 17 oder 18 Uhr nichts mehr zu essen. Bestenfalls ungesüßter Tee ist erlaubt.

Mal abgesehen davon, dass das 0-Kalorien-Abendbrot nicht gerade familienfreundlich oder gesellig ist. Es ist, fachlich gesehen, noch völlig unklar, ob spätes Essen einen negativen Einfluss auf das Körpergewicht hat: »Die wenigen Untersuchungen, die es dazu gibt, sind insgesamt widersprüchlich«, teilt die Deutsche Gesellschaft für Ernährung mit. Sie hat verschiedene Studien gesichtet und kommt diesbezüglich zu keiner eindeutigen Aussage. Doch Din-

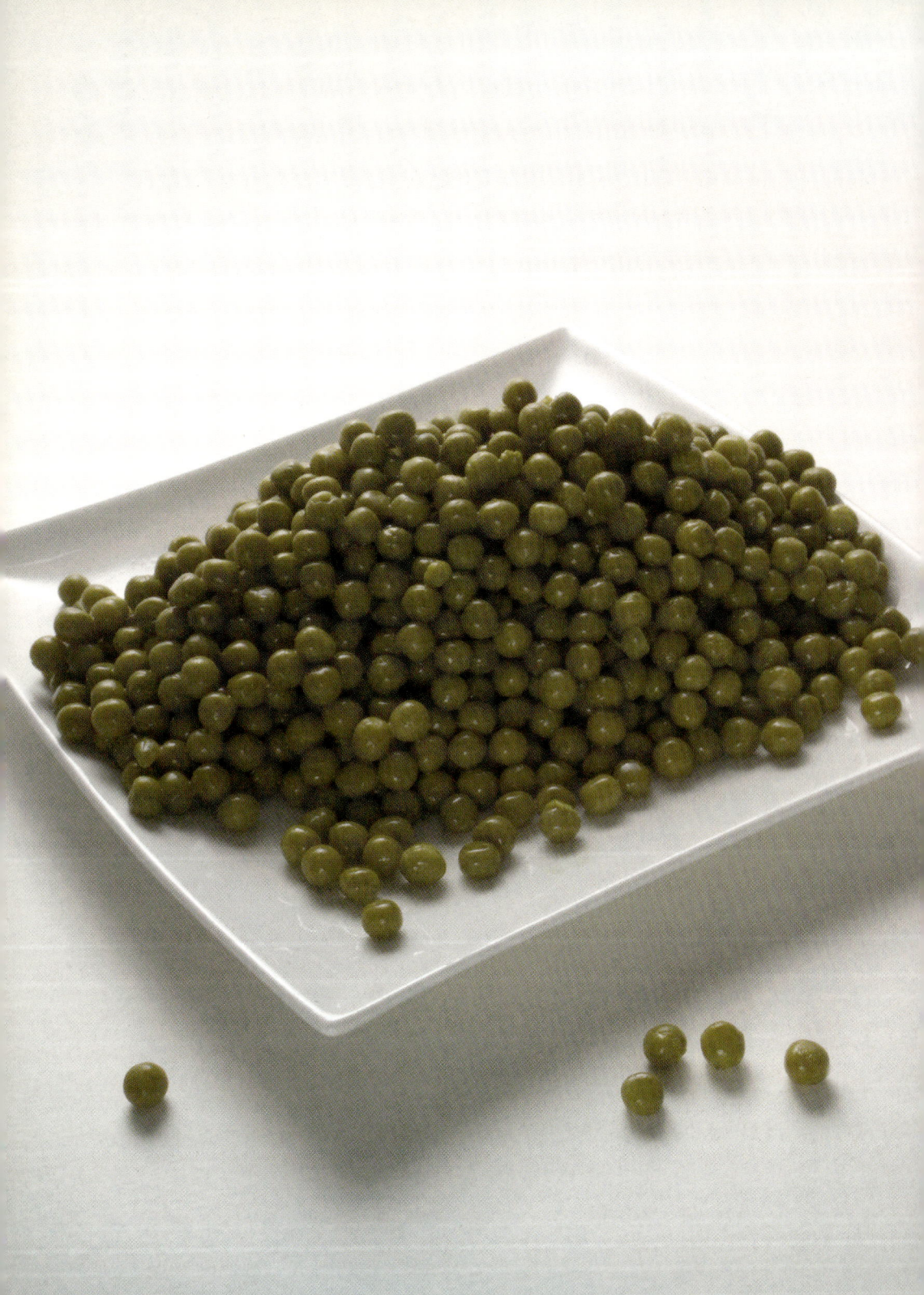

ner-Cancelling und andere Methoden, nach denen man abends kulinarisch enthaltsam leben sollte, scheinen tendenziell eher passé.

 ## Spätesser sind jedenfalls nicht dicker als Frühesser

Eine Arbeit kommt zu dem Schluss, dass Frauen, die die letzte Mahlzeit des Tages spät zu sich nehmen, über den Tag mehr Kalorien verzehren als diejenigen, die opulent frühstücken. Eine andere Studie zeigt hingegen keinen Einfluss von Tageszeit und Essen auf die Körperkilos. Vielleicht spielen hier die Gewohnheit und der Lebensstil als solcher eine größere Rolle als die Tageszeit.

So sind die Menschen in Italien, Frankreich oder Spanien nicht unbedingt dicker als die Frauen und Männer hierzulande, obwohl dort meist erst spät am Abend geschlemmt wird und dann nicht unbedingt die angeblich so gesunde, viel gelobte Mittelmeerkost auf den Tisch kommt, sondern drei, vier Gänge geschlemmt werden, bei denen Gemüse und Salat lediglich Contorno, also Beilage, sind und vielmehr Pasta, Fleisch und Dolce (Süßes) die Hauptrolle spielen. Morgens gibt's dafür nur Kaffee mit Milch und etwas Baguette oder ein Plätzchen, weil man noch vom Abendessen satt ist.

 ## Schlafentzug macht dick

Auch der Schlaf, oder genauer Schlafmangel, spielt eine Rolle. Von Kindern, die weniger als die empfohlenen zwölf bis 13 Stunden pro Nacht schlafen, weiß man, dass sie dicker sind als diejenigen mit ausreichend Schlaf. Das haben kanadische Wissenschaftler der Universität Laval in Quebec herausgefunden. Kommen sie auf zehn Stunden Nachtruhe und weniger, haben sie ein um den Faktor 3,5-fach erhöhtes Risiko, dick zu werden.

Das gilt in gewisser Weise auch für Erwachsene. Wer weniger als fünf Stunden pro Nacht die Matratze abhorcht, leidet doppelt so häufig an Übergewicht wie derjenige, der sieben Stunden im Bett bleibt, berichten Forscher der Universität Colombia. Kennt man ja: Zu wenig geschlafen = müde und unmotiviert. Da hilft nur Schokolade, ein dicker Pfannkuchen oder ein Becher Kakao mit Sahne. Lecker, aber eben nicht figurfreundlich.

94 Nachtaktives Appetithormon entscheidet über die Figur

Begründet wird der Hunger durch Schlafmangel damit, dass bei einem Schlafdefizit die Appetitregulation aus dem Takt gerät. Im Schlaf wird das Hormon Leptin freigesetzt, das den Stoffwechsel, den Energieverbrauch und auch den Appetit koordiniert. Mangelt es an Leptin, ist der Hunger am nächsten Tag größer und es wird zu viel gegessen. Interessanterweise nahmen einer US-amerikanischen Studie zufolge Kurzschläferinnen auch dann zu, wenn sie über den Tag insgesamt weniger Kalorien aßen als die Langschläferinnen. Das Schlafdefizit scheint sich auch auf den Bewegungsdrang negativ auszuwirken, der dann die Einlagerung von Kalorien in Form von Fett zur Folge hat. Es scheint also schlau zu sein, sich nachts ausreichend lange aufs Ohr zu legen, auch deshalb, weil dies für die Stimmung gut ist.

95 Zwei Stunden Fernsehen pro Tag machen dick, doof und gefräßig

Wer gut drauf ist, braucht keinen Frust-Fress und versackt abends auch nicht automatisch vor dem Fernseher. Nicht nur die Chips, die dort geknuspert werden, sind der Figur abträglich, sondern das Auf-der-faulen-Haut-Liegen insgesamt. Das zeigt die britische EPIC-Norfolk-Studie, für die Daten von mehr als 15000 Menschen ausgewertet wurden. Und zwar in Bezug auf die körperliche Aktivität, auf die Zeit, die vor dem Fernseher verbracht wird, den Bodymass-Index (Seite 21) und den Blutdruck.

Die Auswertung ergab: es besteht ein deutlicher Zusammenhang zwischen häufigem Fernsehen, Übergewicht und dem Risiko für Herzerkrankungen. Frauen, die sich mehr als eine Stunde pro Woche bewegten und weniger als zwei Stunden pro Tag fern sahen, hatten einen um fast zwei Punkte geringeren Bodymass-Index als diejenigen, die mehr als vier Stunden täglich glotzten und sich wenig oder gar nicht sportlich betätigten. Fazit: Raus aus dem Fernsehsessel.

Gucken Kinder täglich fern, werden sie später rund

Dabei beeinflusst schon der Fernsehkonsum in der Kindheit die spätere Figur. Sitzen acht- bis unter 17-Jährige mehr als zwei Stunden vor dem Flimmerkasten, reicht diese Zeit aus, um im Erwachsenenalter übergewichtig zu werden, ergab eine im Fachblatt »The Lancet« veröffentlichte Studie. Ähnlich wirken sich auch Computerspiele und das Herumspielen mit dem Handy oder Gameboy aus. Zweites Fazit: Glotze aus und raus an die frische Luft.

 ## Klimaanlagen schlagen auf die Figur – vielleicht

Das ist kein Gag: Nach einer Übersicht im Fachblatt »International Journal of Obesity« sind Menschen, die in klimatisierten Räumen arbeiten, dicker als diejenigen, die hin und wieder das Fenster aufreißen. Das kommt aber wohl nicht daher, dass die einen sitzen bleiben, weil das Raumklima vorgegeben ist, und die anderen zum Fenster gehen und es aufreißen.

Vielmehr muss sich der Körper durch den Temperaturwechsel immer wieder an das unterschiedliche Klima anpassen, und das verbraucht Kalorien. Die Fachleute vermuten sogar, dass die Zunahme an klimatisierten Wohnungen in den USA in den vergangenen Jahren in etwa den Zuwachs an Übergewichtigen widerspiegele. (Allerdings wurde hier nicht der Frage nachgegangen, ob es auch ausreicht, die Klimaanlage einfach ein paar Grad kühler zu drehen, um zusätzliche Kalorien zu verbrennen.) Auch gibt es hierzulande kaum Wohnungen mit einer Klimaanlage, sodass hier nicht allein die Ursache fürs Dicksein liegen kann.

 ## Sport ist gut für die Knochen und für die Figur

Also: Rauf aufs Rad oder Sportschuhe an und los. Wissen wir alles. Bewegung macht schlank. Aber nicht nur das. Sie hält auch die Knochen zusammen. Eine US-amerikanische Studie verglich sportlich Aktive, die beim Essen Maß hielten mit Personen, die einfach nur weniger aßen.

Unter dem Strich hatten die Sportler knochenmäßig die Nase vorn. Sie hatten zwar weniger abgenommen als die

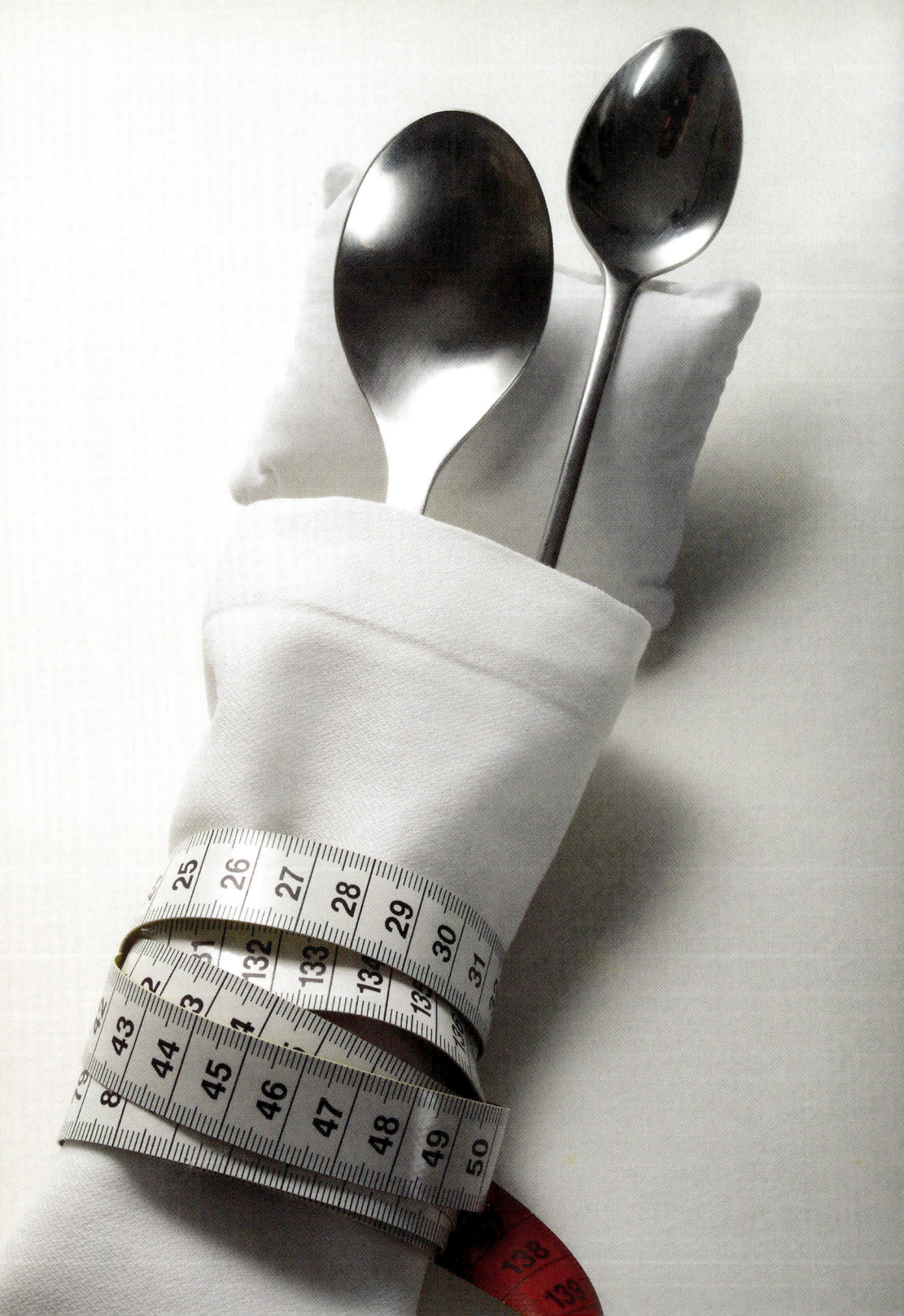

Unsportlichen. Dafür schrumpfte die Knochenmasse aber nicht, was beim Abnehmen passieren kann. Was wieder zeigt: Gesundheit ist mehr als nur das Fixieren auf Kalorien.

99 Die perfekte Methode zum Abnehmen gibt's nicht – selbst ist die Frau

Klar ist also: Es gibt weder diese eine, allein selig machende Diät noch den perfekten Lebensstil. Jede Frau muss gucken, was zu ihr passt. Diejenige, die mit einer ausgewogenen Diät über Monate abnimmt und sich zugleich im Fitnessstudio trimmt, fährt sicher ebenso gut wie die Frau, die sich essensmäßig nicht nach Plan beschränken will, ihr eigenes Wohlfühl-Prinzip hat und dafür ein paar Kilo mehr in Kauf nimmt: ein opulentes Frühstück genießt, später einen langen Spaziergang im Wald macht und abends mit Freunden ein Glas Wein trinkt.

Sicher ist aber auch: Es gibt Grenzen des guten Geschmacks. So sind Crash-Kuren und Pillen beim Abnehmen ebenso fehl am Platze wie künstliche Süßstoffe. Wird das Schlanksein mit Kranksein erkauft, stimmt irgendetwas nicht. Vielleicht ist ja die Devise des Ernährungsfachmanns Claus Leitzmann von der Universität Gießen für Sie eine Möglichkeit: »Es ist egal, was zwischen Weihnachten und Neujahr gegessen wird. Aber nicht so sehr, was zwischen Neujahr und Weihnachten auf den Tisch kommt.«

Stichwortverzeichnis

Bibliografische Information
der Deutschen Nationalbibliothek
Die Deutsche Nationalbibliothek verzeichnet diese
Publikation in der Deutschen Nationalbibliografie;
detaillierte bibliografische Daten sind im Internet
über http://dnb.d-nb.de abrufbar.

Programmplanung: Uta Spieldiener

Redaktion: Anja Fleischhauer

Bildredaktion: Christoph Frick

Umschlaggestaltung und Layout:
CYCLUS Visuelle Kommunikation
Bildnachweis:
Umschlagfoto vorn: Getty Images
Fotos im Innenteil und hinterer Umschlag:
Bernhard Widmann, Stuttgart

Liebe Leserin, lieber Leser,
hat Ihnen dieses Buch weitergeholfen? Für Anre-
gungen, Kritik, aber auch für Lob sind wir offen.
So können wir in Zukunft noch besser auf Ihre
Wünsche eingehen. Schreiben Sie uns, denn Ihre
Meinung zählt!

Ihr Trias Verlag

E-Mail Leserservice:
heike.schmid@medizinverlage.de

Adresse:
Lektorat Trias Verlag,
Postfach 30 05 04,
70445 Stuttgart
Fax: 0711-8931-748

1. Auflage

© 2008 TRIAS Verlag in MVS Medizinverlage
Stuttgart GmbH & Co. KG
Oswald-Hesse-Straße 50, 70469 Stuttgart

Printed in Germany

Satz: Fotosatz Buck, 84036 Kumhausen
gesetzt in: InDesign CS3
Druck: Westermann Druck Zwickau GmbH,
        08058 Zwickau

Gedruckt auf chlorfrei gebleichtem Papier

ISBN 978-3-8304- 3429-0   1 2 3 4 5 6